中文翻译版

# 眼科医疗服务成功之道

## 来自美国医疗专家的建议

# Grow Your Eye Care Practice

## High-Impact Pearls from the Marketing Experts

主　编　〔美〕王明旭（Ming Wang）

副主编　〔美〕谢里夫·马哈达维（Shareef Mahdavi）

〔美〕迈克尔·马尔里（Michael Malley）

〔美〕特蕾西·施罗德·斯沃茨（Tracy Schroeder Swartz）

主　译　王　铮　胡一骏　陈晓蓓

科学出版社

北　京

图字：01-2021-2740 号

## 内 容 简 介

随着全球眼科行业的不断发展，眼科医疗机构的数量显著增长，患者需求日益多元化。服务推广已经成为从业者推动业务发展、赢得行业竞争的关键。本书以美国眼科行业发展为脉络背景，介绍了眼科服务推广的历史和发展现况，通过 LASIK 等案例来分析眼科医疗服务的标准化进程，从行业市场细分、患者体验、品牌塑造等各维度探讨基础性和创新性的服务推广概念，以及针对眼科领域的推广应用。

本书是专为眼科从业者设计的服务推广速成培训手册，也是所有眼科从业人士的必备参考书。

---

**图书在版编目（CIP）数据**

眼科医疗服务成功之道：来自美国医疗专家的建议 /（美）王明旭主编；王铮，胡一骏，陈晓蓓主译. —北京：科学出版社，2022.9

书名原文：Grow Your Eye Care Practice: High-Impact Pearls from the Marketing Experts

ISBN 978-7-03-073067-1

Ⅰ. ①眼…　Ⅱ. ①王…　②王…　③胡…　④陈…　Ⅲ. ①眼病–治疗–卫生服务　Ⅳ. ①R77

中国版本图书馆 CIP 数据核字（2022）第 162674 号

---

责任编辑：戚东桂 / 责任校对：张小霞

责任印制：赵　博 / 封面设计：龙　岩



**科学出版社** 出版

北京东黄城根北街 16 号

邮政编码：100717

http://www.sciencep.com

北京天宇星印刷厂印刷

科学出版社发行　各地新华书店经销

*

2022 年 9 月第　一　版　开本：720×1000　1/16

2024 年 9 月第三次印刷　印张：11

字数：188 000

**定价：78.00 元**

（如有印装质量问题，我社负责调换）

# 翻译人员

**主　译**　王　铮　胡一骏　陈晓蓓

**译　者**　（按姓氏汉语拼音排序）

陈越兮　李康寯　刘春雷　邱　平

沈　翀　孙　鹏　王珊珊　张　可

赵　耀　周奇志　朱　伟

**秘　书**　方学军　周　进　蔡劲锋　赵　耀

**谨以本书献给**

我们的家人、患者和同事

# 主 编 致 谢

我要在此感谢副主编 Tracy Schroeder Swartz 博士的辛勤工作和贡献，以及 Shareef Mahdavi 先生和 Michael Malley 先生为协助 Tracy 所做的工作。同时感谢 Tony Schiavo 及其所在的 SLACK 出版社。

感谢爱尔美国眼科中心的全体工作人员：Joshua Frenkel、Sarah Connolly、Nathan Rock、Marianne Johnson、蒋丽和 Heather Brown、Clare Conway、Cameron Daniels、Suzanne Gentry、Alana Grimaud、Scott Haugen、Chloe Jenkins、纪安乐、Baileh Kell、Amanda Knight、Haley Marcum、Ana Martinez、Shannon McClung、Eric Nesler、Beth Nielson、Ashley Patty、Kayla Sinyard、Clare Slolberg、Leona Walthorn、James Wright。感谢中田纳西州的眼科手术中心（Eye Surgery Center of Middle Tennessee）团队。

我十分幸运能在我的职业生涯中得到很多优秀老师的指导，包括我的激光光谱学博士课题导师 John Weiner 教授，指导我以优异成绩完成医学博士课题的导师和 *Nature* 杂志共同作者、哈佛医学院和麻省理工学院的 George Church 教授，我的眼科住院医师指导老师、Wills 眼科医院的 Larry Donoso 教授和已故的 William Tasman 教授，我的角膜和屈光手术专科培训导师、Bascom Palmer 眼科研究所的 Richard Forster 教授、Scheffer Tseng 教授、Eduardo Alfonso 教授、Carol Karp 教授、William Culbertson 教授和 Lori Ventura 教授，我在范德堡大学的同事、三位已故的教授 Dennis O'Day 教授、James Elliott 教授和 Donald Gass 教授，以及我在梅哈里医学院的同事们。

感谢国内外的同行、专家和领导们。他们是 Arun C. Gulani、Jay Basal、Ilan Cohen、David Chang、Ron Krueger、Aleksandar Stonjavic、Guiseppe D'Ippolito、Francis Muier、Steve Klyce、Marguerite McDonald、Dan Durrie、Steve Slade、George Waring、Terry Kim、Karl Stonecipher、Brian Boxer-Wachler、Terrence O'Brien、Jay Pepose、Guy Kezirian、Noel Alpins、Thomas Johns、Jack

Holladay、Richard Lindstrom、Arlene Howard、陈邦、李力、张咏梅、陈梦迪、周激波、刘宝松、周辉、王小兵、杜之渝、王勤美、黄锦海、郑历、David Liu、蔡劲锋、David Dai、刘祖国、曾骏文、David Fischer、Heather Ebert、David Dunham、John Mickner、Tony Ashley、Tony Roberts、Max Li、Dave、Jan Dalton、Jim、July Hiatt、Richard、Christine Nelson、Mike Fair、Charles Grummon、Jerry Moll、Carlos Enrique、杨辰华、Kenny Markanich、Kip Dotson和Kane Harrison。

身为老师，我也从我的学生身上学到了很多东西。多年来，我很荣幸培养了一批优秀的医生，他们是Shin Kang、Ilan Cohen、Uyen Tran、Walid Haddad、Mouhab Aljaheh、余克明、江扬子、Ray-Ann Lin、Lav Panchai、Lisa Marten、Lance Kugler、Michael George、Meagan Celmer、Marc Moore、杨阳、杨瑞波、蒋丽和周激波。这些年来，我从我的视光住院医师那里同样也学到了很多知识。他们是Helen Boerman、David Coward、Shawna Hill、Tracy Winton、Dora Sztipanovits、Kevin Jackson、Ryan Vida、Bryce Brown和Sarah Connolly。

最后，我要感谢我的家人一直以来对我的支持和关爱：我的妻子纪安乐、我已故的父亲王振生、我的母亲许阿莲、我的兄弟王明宇、我的儿子Dennis Wang、我的教母June Rudolph和我的教父Misha Bartnovsky。

Ming Wang（王明旭）

（刘春雷 译）

# 副主编致谢

在本书的创作过程中，我想感谢来自三个方面的帮助。一是多年来共事过的医生同事：一直以来，我都致力于让他们能在职业道路上走得更远；二是《体验经济学》（*The Experience Economy*）的两位作者 Joeseph Pine 和 Jim Gilmore，该书极大地改变了我对医疗市场的看法；三是我们的“造物主”，他的指引给予了我莫大的帮助。

——Shareef Mahdavi，BA，CEEE

在此由衷感谢过去三十年间数百名曾经帮助过我的眼科医生，是你们让我对眼科产生兴趣，奠定了我的创新性工作方向，并让我对这个领域愈发崇敬。此外，我还要感谢我的妻子和商业伙伴 Kandi。没有她的默默付出，我在推广眼科这一重要产业方面的工作将不会受到如此多认可。我还想感谢我的三个儿子 Cole、Reid 和 Will Malley，是他们让我感到自己是世界上最自豪的父亲和作者。

——Michael Malley，BA

感谢我的家人为我的工作提供的支持，以及王明旭教授所提供的各种机会。同时，我也要感谢在职业上和生活上扶持过我的医生、教授、技术人员和各行各业的人士。没有大家的协助，我不可能取得今天的成绩。

——Tracy Schroeder Swartz，OD，MS，FAAO，Dipl ABO

# 关 于 主 编

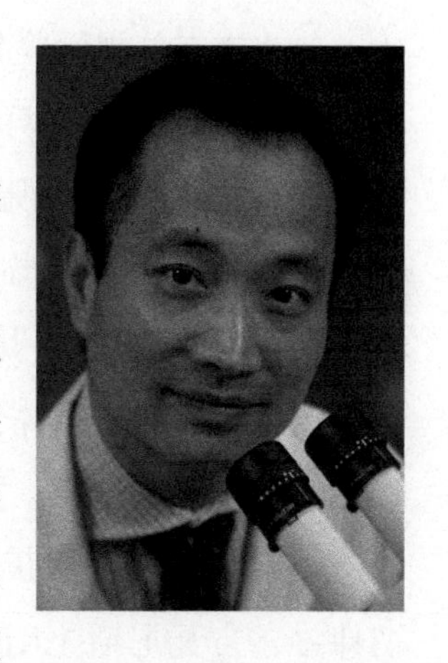

王明旭（Ming Wang），哈佛医学院和麻省理工学院联合医学博士、激光物理博士，爱尔美国眼科中心首席执行官（CEO）、主任，美国田纳西州纳什维尔梅哈里医学院临床教授。

王明旭教授在中国长大。1982 年，他带着 50 美元和一本汉英词典，满怀希望来到美国。他毕业于马萨诸塞州波士顿的哈佛医学院和麻省理工学院，以优异成绩获得医学博士学位，并拥有激光光谱学博士学位。他在宾夕法尼亚州费城的 Wills 眼科医院完成了眼科住院医师培训，并在佛罗里达州迈阿密的 Bascom Palmer 眼科研究所完成了角膜和屈光手术专科医师培训。

王明旭教授曾担任美国食品药品监督管理局（FDA）眼科设备专家组顾问和范德堡大学激光视觉中心的创始主任，在 *Nature* 发表过 120 多篇论文，出版了诸多专业著作。他还主编了 9 本眼科教科书，包括《角膜营养不良和变性：分子遗传学方法》（*Corneal Dystrophies and Degenerations: A Molecular Genetic Approach*）和在 SLACK 出版社出版的以下书籍：《波前时代角膜地形图的临床应用》（*Corneal Topography in the Wavefront Era: A Guide for Clinical Application*）、《不规则散光：诊断与治疗》（*Irregular Astigmatism: Diagnosis and Treatment*）、《圆锥角膜与角膜膨隆：预防、诊断和处理》（*Keratoconus and Keratoectasia: Prevention, Diagnosis and Treatment*）、《波前时代角膜地形图的临床应用（第 2 版）》（*Corneal Topography: A Guide for Clinical Application in the Wavefront Era, Second Edition*）、《角膜地形图图谱及临床应用指南》（*Atlas and Clinical Reference Guide for Corneal Topography*）、《屈光性晶状体置换术：老视手术矫正》（*Refractive Lens Exchange: A Surgical Treatment for Presbyopia*）、

《老视手术矫正：第五次浪潮》(*Surgical Correction of Presbyopia*：*The Fifth Wave*);《眼科医疗服务成功之道——来自美国医疗专家的建议》(*Grow Your Eye Care Practice*: *High-Impact Pearls From the Marketing Experts*)。

王明旭教授拥有多项用于视力恢复的美国生物技术专利，包括羊膜接触镜、自适应红外视网膜像差检查设备，以及虚拟临床试验数字眼库。他发明的羊膜接触镜技术拥有两项美国专利，并已被全世界上万名医生用于治疗眼表疾病，以帮助恢复患者视力。王教授是美国 FDA 巩膜间隔手术治疗老视及圆锥角膜紫外线交叉治疗临床试验的研究员。他将飞秒激光技术引入中国，并于 2005 年进行了中国首例无刀全激光 LASIK。他还实施了世界上首例飞秒激光辅助的人工角膜植入术（Alphacor），并且是首位在美国使用新型 Intacs 治疗晚期圆锥角膜的医生。

王明旭教授曾荣获美国眼科学会荣誉奖、美国华裔医师协会终身成就奖、纳什维尔吉瓦尼斯（Kiwanis Nashvillian）年度人物称号，以及崔瓦卡拿撒勒大学（Trevecca Nazarene University）荣誉博士学位。

爱尔美国眼科中心隶属于爱尔眼科医院集团。该集团是世界上最大的眼科医院集团，在全球三个大洲拥有 500 多家医疗机构。王明旭教授也是美国田纳西州中国商会的创始会长、田纳西州移民和少数族裔团体（Tennessee Immigrant and Minority Group）的联合创始人。

在美国，王教授率先引入了诸多先进技术，包括飞秒微小切口透镜取出术（SMILE）、散光 ICL 植入术、全激光无刀 LASIK、飞秒激光辅助的屈光性晶状体置换术、老视治疗术，以及飞秒激光辅助的屈光性白内障手术、角膜基质环植入术和治疗圆锥角膜的角膜交联术，以及羊膜接触镜技术。他运营着一家治疗 LASIK 术后和白内障术后并发症的国际转诊中心，并完成了超过 55 000 例手术（患者中包括 4000 多名医生）。此外，爱尔美国眼科中心是目前美国唯一能够进行三维 SMILE、三维 LASIK（18 岁及以上）、三维 ICL 植入术（21 岁及以上）、三维永久年轻晶状体手术（45 岁及以上）和三维飞秒激光辅助的白内障手术（60 岁及以上）中心。他还创立了一家非营利性慈善机构——王明旭视力复明基金会。该基金会为美国 40 多个州和全球 55 个国家的患者免费进行了复明手术。

王教授是业余交际舞冠军，也曾是国际十人交际舞公开赛世界交际舞锦标赛的决赛选手。他擅长演奏二胡，并曾为乡村音乐传奇人物多莉·帕顿（Dolly Parton）的 CD 专辑《往日情怀》（*Those Were the Days*）伴奏。此外，王教授每年还积极组织名为“眼睛舞会（the EyeBall）”的古典交际舞眼科慈善活动，吸引来自美国和世界各地的人士参加。

王教授的自传《从黑暗到光明》（*From Darkness to Sight*）正在被改编成电影。该书的收益已捐赠给王明旭视力复明基金会，这是一家致力于帮助世界各地失明孤儿的组织。

# 关于副主编

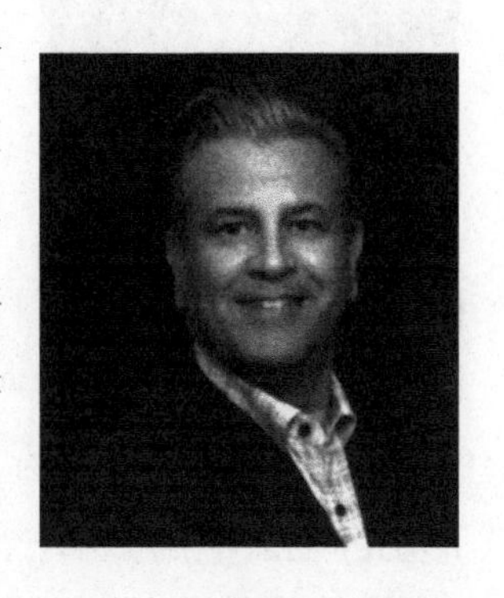

Shareef Mahdavi 自 1987 年以来一直与眼科医生合作，并且一直是行业中举足轻重的推广领袖人物。在 2001 年，他成立了自己的咨询公司 SM2 Strategic。多年来，Mahdavi 先生为数千名医生和数十家公司提供设备发布方面的建议，尤其关注医疗保健的自费选择部分。他对屈光手术中的患者体验进行了广泛的研究、写作和演讲；因将客户体验原则引进屈光手术领域，Mahdavi 先生受到了《体验经济学》（*The Experience Economy*）的作者 Joseph Pine 和 Jim Gilmore 的认可。Mahdavi 先生也在不断扩展其研究领域，包括如何运用新科技在现代医疗实践中获得更好的财务业绩和更高的运营效率。

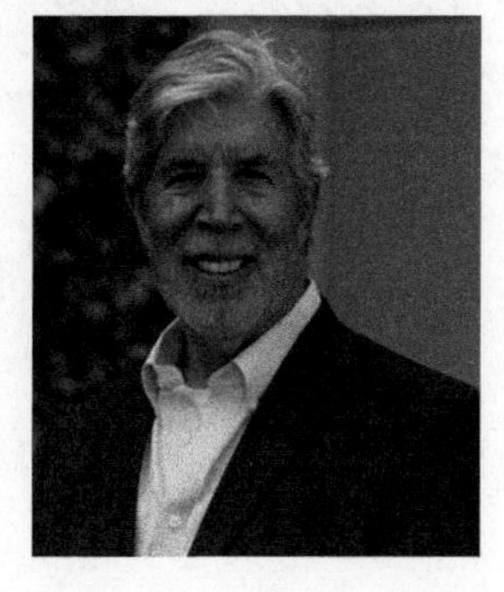

Michael Malley 曾是一名记者。1988 年，他投身眼科事业，在得克萨斯州休斯敦创立 CRM 推广公司（CRM Group Marketing）。现在，他是美国白内障与屈光外科学会和欧洲白内障与屈光外科医师协会的年度讲师，专注于研究如何增加白内障和屈光手术体量及收益流的创造性策略。他向业界及许多世界领先的私人眼科诊所提供咨询服务。Malley 先生致力于了解眼科推广的前沿发展，因此他建立了一家私人咨询公司，并将该公司定址在美国外科协会（ASA）的一家眼科机构和一家综合眼科中心之间。

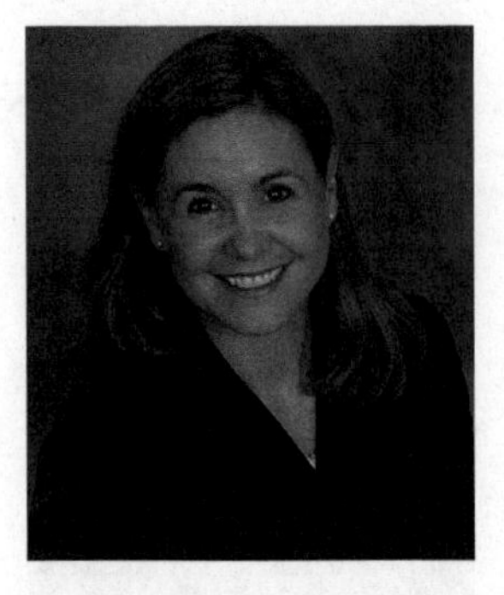

Tracy Schroeder Swartz，视光学博士，科学硕士，目前在亚拉巴马州亨茨维尔的激光眼科中心（Laser Eye Center）从事眼前节疾病的眼视光工作。她在印第安纳大学获得博士学位后，继续攻读生理光学硕士学位，并在印第安纳大学视光学院担任临床教授。在获得该硕士学位后，她开始在 Metro DC 从事屈光和角膜手术，并获得了美国视光学会的研究员资质。Schroeder Swartz 女士此后加入了爱尔美国眼科中心，并担任临床手术主任和眼视光住院医师培训项目主任，同时兼任印第安纳大学视光学院辅助教师。在那里，她与王教授共同编著了两本由 SLACK 出版社出版的教科书：《波前时代角膜地形图的临床应用》和《不规则散光：诊断与治疗》，两本书中均有介绍屈光手术、角膜地形图、像差测量和眼前节疾病的章节。2003～2008 年，她担任《今日白内障和屈光手术》（*Cataract and Refractive Surgery Today*）文献述评专栏的联合主编。2008 年，她离开纳什维尔前往亚拉巴马州亨茨维尔，任 VisionAmerica 中心主任及美国视光委员会（American Board of Optometry）的外联负责人。她还参与编著了很多其他书籍，包括《圆锥角膜与角膜膨隆：预防、诊断和处理》、《角膜手册》、《波前时代角膜地形图的临床应用（第 2 版）》和《老视手术矫正：第五次浪潮》（均由 SLACK 出版社出版）。她是角膜视光学、白内障和屈光手术学会（Optometric Cornea，Cataract and Refractive Society）的主席，并担任该组织的教学主席长达 10 年。她目前为 *Optometry Times* 和 https://odsonfb.com/撰写博客并担任行业顾问。

（刘春雷　译）

# 特 约 作 者

Joshua Frenkel（第 17 章）

Robbie W. Grayson Ⅲ（第 4 章和第 17 章）

Arun C. Gulani（第 17 章）

Kane Harrison（第 8 章和第 16 章）

James E. Looper Jr（第 14 章和第 15 章）

Catherine Maley（第 7 章）

John Mickner（第 10 章、第 12 章和第 17 章）

Karl Stonecipher（序言）

Michael Weiss（第 11 章和第 17 章）

Jeremy Westby（第 9 章）

# 序　言

比起数量，质量更重要。比起两支二垒安打，一支全垒打好得多。

——史蒂夫·乔布斯（Steve Jobs）

自古以来，推广都是日常生活的一部分。在古罗马，从酒到面包，再到著名的“garum”鱼露[1-4]，人们会对所有事物进行推销。企业的兴衰，也跟其巧妙的推广计划密不可分。如果回忆一下，大家就会发现脑海里记着很多自己喜欢的或者过去听到的广告曲和广告词。那么，怎样的推广才是好的推广？这是个让各家公司苦思冥想并在会议室里激烈讨论的问题。过去那种“砸钱试错”的方法已经不再适用。如今，大多数成功的企业都投入了大量精力思考这样一个问题：怎样才能找到下一个客户？

在马丁·路德·金的演讲中，他说的是“我有一个梦想”，而不是“我有一个使命宣言”。在购买产品时，人们买的不是你的产品，而是你的信念。

——西蒙·西内克（Simon Sinek）

在西蒙·西内克的著名演讲《从“为什么”开始》中，他这么说道：

我们常会看到有的人身上刺着哈雷的文身。这很疯狂。他们在自己的皮肤上刺了一个公司的 LOGO，但其中有些人甚至一辆哈雷的机车都没有！为什么理智的人会在自己身上刺上 LOGO 呢？原因很简单。哈雷多年来一直非常明确自己的企业信仰，坚持不懈地实践着自身的企业价值和指导理念。因此，他们的 LOGO 已经成为一种象征[5]。

据我所知，我的患者中，没有一个人把“LASIK”或“某某医生真棒”刺在身上。是什么让一个品牌成为一个品牌，让一个 LOGO 成为一个 LOGO，或者让一个公司成为一个公司呢？这些问题的答案，就是成功的秘诀所在。是运气、技术，还是天赋？我只能大胆猜测所有这些都包括在其中。但是，我们可以确定的一点是，成功的推广是团队合作的结果。就像林戈·斯塔尔（Ringo Starr）那首歌里唱的那样，“我们需要朋友的一点帮助才能勉强度日”。这首歌由保罗·麦卡特尼（Paul McCartney）和约翰·列侬（John Lennon）作词，乔治·哈里森（George Harrison）担任节奏吉他手，乔治·马丁（George Martin）出品，EMI 唱片公司录制。

社交媒体就是人与人的交往。

——玛格丽特·莫洛伊（Margaret Molloy）

我有幸与主编王明旭博士，副主编 Shareef Mahdavi 先生、Michael Malley 先生和 Tracy Schroeder Swartz 博士共事了二十多年。这一编委会的强大阵容无疑是远远超过“朋友的一点帮助”的。这部作品的编者多年来通过“言传身教”在风云变幻的市场上屡屡获得成功。

推广就是分享你的热情。

——迈克尔·海厄特（Michael Hyatt）

对不同的人和事物来讲，推广的意味不同。它可以是某种参考资料、报纸新闻、电视、广播、社交媒体、互联网，或者就是简单的口口相传。各种事务所、企业或者诊所花费数百万美元，试图将一种模型、理念、技术、工艺，一位或者几位外科医生打造成品牌。而无论是患者还是消费者，大家都希望他们支付的费用不仅仅能带来实际效果，最好也能带来个人层面的改变。他们不仅希望能买到产品，还希望能够享受其中的体验。如今，良好的体验是顾客推荐和品牌成功的原因。客户想获得关心，并且希望确定产品的质量是可靠的。在与手术患者沟通时，我总会在最后加上这样一句话，“如果是我的家人或者我自己躺在这张病床上，我也会选择这么做。”

“建好一个品牌，人们就会来”只是电影里才可能实现的事。对社交媒体而言，只有“建好品牌，精心培养并寻找顾客，他们也许才会来，才会变成长期客户。”

——塞斯·戈丁（Seth Godin）

在推广中犯错是司空见惯的。从这些错误中学习，我们才能成长。我们的意图可能很好，但选择的时机、宣传方式、技术渠道和目标人群可能不合适。在掌握了《眼科医疗服务成功之道——来自美国医疗专家的建议》作者提供的珍贵专业技巧后，读者可以避免“重蹈覆辙”。毕竟在推广中，谁都不想浪费时间和精力，尤其是当资源有限时。

与仅仅几年前相比，人们购物和学习的方式已变得截然不同。所以，推广人员也需要适应这种变化，否则就会被淘汰。

——布莱恩·哈里根（Brian Halligan）

有一个数据一直让我很感兴趣，那就是在纽约市的 100 家餐厅中，只有 10 家餐厅能够支撑过一年（从纽约餐饮业经营者处了解到的信息）。这为“纽约速度”赋予了新的含义。对于医疗来讲，吸引患者的方式主要是靠必要需求，但这也不意味着患者没有选择。当然，在有些地区患者的确没有选择的余地，但如今这种情况已经非常少见。竞争已成为常态，而不是例外。

广告能带来客户，而口碑能带来最好的客户。

——乔纳·伯杰（Jonah Berger）

良好的声誉需要多年的培养，但名誉扫地只需一瞬间。只有当服务质量保持稳定时，推广活动才会发挥作用。我经常提醒我的员工，无论客户有多大的误解，他们永远是对的。该书概述了传统和非传统的推广方法，以及如何在社交媒体或口碑宣传上投资和节约资金的方法。最重要的是，这些章节讨论了推广的法律和道德层面，而这正是从这本指导书中能学到的最佳经验之一。

作为推广人员，我们的工作是了解并帮助客户实现他们的购买意图。

——布莱恩·艾森伯格（Bryan Eisenberg）

该书的每一位编者和特约作者都在现实生活中与顾客打过交道，并不是始终待在象牙塔里。而这正是该书的魅力所在。多年来，参与该书编写的人员每天都在处理现实生活中的推广问题。这让我们意识到推广并不是静态的，而是根据时间、地点和业务种类不断变化的。

质量就是最好的广告。

——米尔顿·赫尔希（Milton Hershey）

大多数指导书出版后都被束之高阁，读者也只会从中摘取碎片化的信息进行阅读。然而，这本指导书会像一本热门悬疑小说一样，吸引读者一口气看完。它不仅包含了大量的专业知识，还提供了诸多专业观点，可以为读者节省成千上万的费用。书中的讲解几乎涵盖了市场推广的全部知识和技能，可以直接运用到医疗业务的经营中。通过阅读该书，读者可以更好地做出医疗业务相关的决定，并按照自行选择的模型发展自己的事业。成功不是靠袖手旁观就能实现的，阅读该书不仅能帮助读者实际参与经营，更会让其超越自己的既定目标。

卡尔·斯通西弗（Karl Stonecipher）

（刘春雷　译）

## 参考文献


1. Maran J, Stockhammer PW, eds. *Materiality and Social Practice: Transformative Capacities of Intercultural Encounter*. Oxbow; 2012.
2. Demirdjian ZS. Rise and fall of marketing in Mesopotamia: a conundrum in the cradle of civilization. In: Neilson L, ed. *The Future of Marketing's Past: Proceedings of the 12th Annual Conference on Historical Analysis and Research in Marketing*. Association for Analysis and Research in Marketing; 2005:102-115.
3. Dobbins JJ, Foss PW. *The World of Pompeii*. Routledge; 2008:330.
4. Curtis RI. A personalized floor mosaic from Pompeii. *Am J Archaeol*. 1984;88(4):557-566. doi:10.2307/504744.
5. Sinek S. *Start With Why: How Great Leaders Inspire Everyone to Take Action*. Penguin Group; 2009.

# 前　　言

对于当今的眼科医疗行业而言，医疗服务推广已成为重中之重。以往，企业面临的挑战主要来自内部，即如何制造产品。如今，挑战主要来自外部，也就是如何销售产品。这种医疗行业的转型，反映的是供需比的反转，尤其是在自选手术项目方面。过去，眼科医生数量稀少，需求远超供应。由于患者数量庞大，眼科诊所并不需要推广。而现在，眼科工作者越来越多，彼此间也需要竞争患者资源。患者也通常会按照保险套餐的推荐选择诊所。从业者无法吸引更多的患者这一问题，已成为业务增长的瓶颈，因此吸引患者也成为推动眼科事业发展的最关键要素之一。

在学习基础实用的推广策略方面，眼科工作者也缺乏相应的培训资源。无论是在医学院和视光学校就读期间，还是在住院医师培训和专科医师培训期间，医生们都很难接触到这方面的知识。由于缺乏商业管理这一关键领域的教育，很多眼科工作者的医疗推广都不尽如人意。

在现实中我们不难发现，许多优秀的视光医生和眼科医生（特别是屈光手术医生）不仅是新技术和新手术的早期采用者，同时也是医疗推广方面的佼佼者。

为了满足这一关键需求，我们及时编著了这本意义重大的参考书——《眼科医疗服务成功之道——来自美国医疗专家的建议》。这本书汇集了国际上领先的眼科专家的推广教学和经验，是第一本全面阐述眼科推广基本原理的出版物。本书为眼科从业者提供了实用的工具，以帮助他们应对当今眼科医疗的重大挑战。

本书首先概述了眼科医疗推广的历史，并指出为什么在21世纪的今天比以往任何时候都更需要医疗推广，才能为患者提供最高质量的眼科医疗服务。为此，本书将LASIK和老视手术的推广发展历史进行对比，并通过LASIK的发展历程分析眼科医疗的商品化进程。

接着，本书对眼科医疗推广的基本策略进行了讨论，包括差异化、市场研究、细分、确定目标人群和市场定位等经典推广方法。这些讨论解释了为什么推广不仅仅是广告，而应该覆盖患者整个就诊过程。我们希望能够启发读者重新思考，自己的产品到底是什么——是手术、技术，还是服务和患者体验？同时，本书还比较了“依靠品牌”与“依靠推广”两种截然不同的推广方法。口碑推广始终是最好的推广手段，但如何增加客户的好评推荐是一个很大的挑战。为此，本书有专门一章进行讨论，同时还分析了如何保持推广计划和销售策略的一致性。

近年来，推广工具的开发取得了革命性的进展。尽管广播、电视和报刊等传统媒体仍然很重要，并拥有不可替代的独特优势，但社交媒体已经成为全球的主流推广工具。然而，眼科行业迟迟未能跟上这一新趋势，没有准备好应用社交媒体。为此，本书用一个章节探讨所有主流社交媒体的推广技巧及最佳使用策略，具体内容包括网站搭建、搜索引擎优化，以及如何为患者提供及时和有效的在线咨询，并涵盖讲座、季节性和话题驱动推广，以及其他创造性策略等主题。

下一部分，本书讨论了医疗推广相关的伦理和法律。由于医疗行业与其他行业存在根本性差异，针对医疗推广和相关伦理问题都有相应的法律监管，并且涵盖了所有基本的眼科推广策略。

本书最后一部分讨论了一些未来的颠覆性推广技术，同时也展望了未来眼科的推广发展。

推广是如今眼科医疗服务工作中最重要的方面之一。我们相信本书能够帮助眼科工作者提高推广技能和业绩，成为一本必不可少的从业参考书。

王明旭

（刘春雷　译）

# 目　录

## 第一部分　眼科服务推广的历史与展望


第 1 章　眼科服务推广的历史 …… 3
Michael Malley
第 2 章　老视手术与 LASIK 的推广对比 …… 5
Michael Malley
第 3 章　LASIK 的商品化之路 …… 12
Shareef Mahdavi


## 第二部分　眼科服务推广的基本策略


第 4 章　市场研究、细分、目标确定和定位 …… 23
Robbie W. Grayson Ⅲ
第 5 章　患者体验 …… 32
Shareef Mahdavi
第 6 章　树立品牌与刺激消费 …… 41
Tracy Schroeder Swartz，王明旭
第 7 章　口碑推荐：我们如何赢得患者口碑？ …… 47
Catherine Maley
第 8 章　眼科推广与销售策略的协同 …… 53
Kane Harrison


## 第三部分　眼科推广工具


第 9 章　传统服务推广 …… 63
Michael Malley，Jeremy Westby

第 10 章 社交媒体推广手段……68
John Mickner
第 11 章 网站、搜索引擎优化和在线咨询……73
Michael Weiss
第 12 章 运用眼科讲座开展患者教育……96
John Mickner
第 13 章 眼科服务的季节性推广……103
Michael Malley

第四部分 医疗推广的监管与道德规范

第 14 章 服务推广的法律……111
James E. Looper Jr，Tracy Schroeder Swartz，王明旭
第 15 章 服务推广的道德规范……122
James E. Looper Jr，Tracy Schroeder Swartz，王明旭

第五部分 颠覆性技术和未来方向

第 16 章 影响服务推广的颠覆性技术和趋势……137
Kane Harrison
第 17 章 服务推广的未来趋势……144
John Mickner，Michael Weiss，Robbie W. Grayson Ⅲ，
Joshua Frenkel，Arun C. Gulani，王明旭

# 第一部分

# 眼科服务推广的历史与展望

# 第 1 章

## 眼科服务推广的历史

Michael Malley

眼科服务的推广开端，可以追溯到 4000 多年前的埃及开罗。据传，一位未受过专业训练的开罗“眼科专家”说服了一名盲人接受手术，用“柳叶刀”将对方混浊的晶状体推入玻璃体腔。尽管这使得盲人产生远视，但他总算可以看到一丝光亮，生活得以自理。于是，他将这个改变自己“命运”的手术告诉了邻居们。自此以后，依靠“口口相传”的眼科推广便诞生了。这种推广模式也在后来成功应用于屈光手术市场。

1752 年，法国眼科医生 Jacques Daviel 向法国外科手术学院通报了首例通过角膜切口取出混浊晶状体的现代白内障手术，口碑传播的作用持续发酵。1949 年，英国医生 Harold Ridley 将第一枚人工晶状体移植入白内障患者眼内以矫正视力。现在，患者则通过口头推荐和社交媒体分享他们的视力矫正手术经验。

从 1914 年开始，美国联邦贸易委员会（Federal Trade Commission，FTC）开始对医疗推广进行监管，并通过了《联邦贸易委员会法》(Federal Trade Commission Act)，使得委员会有权管理不公平商业竞争，包括虚假的眼科广告。实际上，放射状角膜切开术（RK）就曾被 FTC 以“虚假和具有误导性的广告”的名义起诉过。此后，眼科市场建立了一系列推广指导方针。

随着放射状角膜切开术、散光角膜切开术和板层角膜移植术等技术在 20 世纪 80 年代不断发展，一些眼科专家也开始宣传白内障手术。美国广播公司

（ABC）、美国全国广播公司（NBC）及哥伦比亚广播公司（CBS）与前卫的专家合作，为广大有视力矫正需求的听众提供专业解答。然而，在那个时代，人们并不相信来自医生本人的宣传，甚至会嘲笑这些做推广的医生。

在20世纪80年代，最先进的直接推广方式就是广播广告。推广方可以通过不同的电台广告模式来锁定有视力矫正需求的潜在客户。例如，放射状角膜切开术的广告针对的就是不想配戴框架或隐形眼镜，但又想看清远距离的顾客。在当时的广播中，也能听到患者反馈和探讨新型手术的医生访谈节目。

到了20世纪90年代，欧洲与加拿大的眼科医生开始用“准分子激光手术”取代传统的放射状角膜切开术、散光角膜切开术及板层角膜移植术，并创造出了“准分子激光原位角膜磨镶术”（LASIK）。大众很快接受了这一新兴技术，接受屈光矫正手术的人数在90年代达到了巅峰。直到90年代末互联网兴起之前，眼科推广还在使用传统的媒体渠道。一些LASIK手术中心会在报刊上发布整版的广告，并在主要的广播电台付费投放长达半小时的信息性广告。在当时的戴镜（包括框架及隐形眼镜）人群中，有高达90%以上的消费者听说过LASIK这一手术。

进入千禧年，眼科市场上出现了网站、患者在线点评、评价管理、社交媒体、客群重新定位、谷歌广告关键词、搜索引擎优化、点击率及引流成本等新的推广和运营统计工具。过去的“口碑运营”，现在被称作“网红推广”。其核心依旧是对手术效果满意的患者的推荐，但受众的范围却远远超过传统的“朋友圈”，而是包括所有社交媒体上的“粉丝”，以及“点赞”和“分享”的用户。

如今，眼科推广领域又出现了基于推广预算和手术量数据的“指标化运营”模式。推广预算的制订依据的是创造产品印象和销售线索所需的投资。这些销售线索会为诊所引流，而诊所引流的增加也会带动手术量的增加。眼科推广专家会通过合适的渠道传递合适的信息，以创造理想的推广效果。

尽管“口碑推广”一直是眼科推广的重要方式，但随着时代的进步，这种推广方式也在变得越来越复杂多样。

（李康寯　译　陈晓蓓　校）

# 第 2 章

## 老视手术与 LASIK 的推广对比

Michael Malley

从笔者个人的观点来看，眼科市场的前景可谓一片光明。我们每个人终有一日会患上老视或白内障，虽然这不是什么值得高兴的事，但对于阅读本书的眼科从业者来说，这是一个很好的机会。通过手术，我们可以让越来越多的老年人恢复视力，创造医疗历史的纪录。从屈光医生角度来看，市场前景也非常美好，因为患有老视的人群也会出现白内障，这就需要通过手术摘除晶状体。在未来十年间，到眼科诊所并接受晶状体置换手术的患者人数将达到前所未有的规模。而医生需要关心的则是“这些患者会选择我们的诊所吗？”

对屈光医生来说，还有一个好消息：在人们出现老视和白内障之前，一半以上的人都会患有屈光不正，因此需要配戴框架或隐形眼镜。这意味着 LASIK 的潜在市场巨大。但事实上，LASIK 的手术量要远远低于白内障手术。

从推广来看，两者的直观差别在于 LASIK 的普及率较低：有 52%以上的人存在近视、远视、散光等问题，但了解 LASIK 的不到 10%。由于担心手术安全和费用，95%的人更愿意继续配戴框架或隐形眼镜，而非选择 LASIK。对屈光手术推广人员来讲，这是个挑战。

比起只有 5%手术率的 LASIK，白内障手术或屈光性晶状体置换（RLE）手术率高达 90%以上。因此，眼科推广者也需考虑患者的经济状况：作为史上最成功和流行的视力矫正方式，LASIK 对患者和医生来说都是益处良多。然而，对于大多数综合性眼前节手术医生来说，LASIK 往往不能在收入、患者量和患者长期满意度等方面与白内障手术相提并论。

所以，鉴于时间管理和利润率方面的考量，可先专注于开展白内障手术项目，用剩余时间和资源开拓并维持 LASIK 项目。很多机构会先将推广预算拨给 LASIK，但与晶状体手术和门诊项目收入相比，LASIK 收入只是总收入的一小部分。

## 老视手术推广的曙光

老视患者和 LASIK 的受众相比，主要区别在于前者较为富足。老视患者的财富积累和购买力让他们可以承担激光辅助白内障手术或 RLE 等非基本医疗项目。拥有更多的可支配收入可能是如今美国进行 LASIK 者的平均年龄在 35 岁左右的原因。

两者的另一区别在于眼镜的区别：由于近视镜变得越来越时尚，人们并不像过去那样厌恶近视镜；而老视镜毫无时尚可言，只能是衰老的象征。

一直以来，老视手术的推广都非常轻松：只需要锁定中老年群体，并告诉他们通过手术可以看得更清楚，看上去更年轻，且不必再戴老视镜。这种方法可谓简单有效，且屡试不爽。

目前，一些前卫的眼科医生力推激光辅助白内障手术和 RLE 以矫正老视。对于不抱过高期望的患者来说，这是一种效果不错的手术。但如果术前承诺过高，而术后效果不尽如人意，就会造成诸多问题。所以，讨论屈光手术的“推广之道”时，仍需注重手术的具体实施状况。

## 挑选适合中老年受众的推广渠道

如今的年轻人片刻不离手机和电脑，因此会接触海量的社交媒体推送和广告。而与之相比，患有老视的中年人群更为传统，其行为模式更容易预测。由于他们接触的广告较少、居家时间更长，更容易受到电视或广播等传统广告的影响。

一些眼科从业者可能会认为，传统广告已经过时。但如果是这样，为什么各大手机公司、商超、饮食品牌仍在使用传统媒体？传统广告的本质是通过电视或汽车广播等渠道让信息在相对私密的环境中传递给广大受众。这是一种具有强大号召力的推广手段，可将屈光手术的信息传递给最广泛的目标受众。因此，尽管现今大部分广告都通过网络投放，但对于老视手术推广而言，电视和广播仍占有一席之地。

## 老视手术的电台推广

如果要通过广播吸引中年受众，首先应重点关注那些提供新闻、交通、天气和体育资讯并拥有“活跃听众”的电台。大部分潜在受众在通勤时会收听本地电台，广告的频度也比其长度更重要：在交通和天气节目中每隔半小时插播一条 15 秒的赞助广告，其效果要远胜于在其他时间连播 60 秒广告。较长的广告播放时间也取决于电台的安排，因此并不推荐这种形式。如果可以让知名眼科专家与电台主播共同探讨老视问题，广播推广则可以发挥最佳效果。

## 老视手术的电视推广

电视推广也遵循同样的方法。因为中年群体更喜欢收看现场直播，所以高端的体育赛事现场直播是最佳的选择。职业高尔夫球、网球、大学橄榄球比赛的高收入观众较多，但其总收视率低于职业足球、篮球、棒球等赛事。晚上 10 点或 11 点的晚间新闻也有很多观众，这些人也都在各自的社区较为活跃。此外，比起长达 30 秒的广告，使用 15 秒左右的短广告可以买到更多的播放次数。

## 老视手术的互联网和社交媒体推广

与 LASIK 相比，老视手术的网络搜索量要少得多。因此，在谷歌上推送老视手术的广告价格比 LASIK 更低，也可以带来更大的影响力。由于网页搜索量较低，老视手术的网络推广也转向了 Facebook 和 Instagram 等社交网站。随着年轻人开始大量转移到像 Twitter 和 Snapchat 这样的新兴平台，Facebook 上的老视和白内障用户比例也越来越多。

线上广告是一种简单有效的推广策略。它可以让中年群体意识到，有一种手术可以让他们不用戴老视镜就可以轻松看清菜单、短信和电子邮件。可以在广告标题中大量插入“老花镜”等关键词以吸引关注，并使用像“老花镜会让你更显老吗？”这样的标题触发人们的痛点。

## 老视手术推广的创新

除非有先行介绍，否则不要在广告中使用“老视”这个专业词汇。与 LASIK 这个认知度高达 95%的手术不同，“老视”一词对大众来说相当陌生。人们通常只熟悉“老花镜”，以及中老年通常不能近距离视物这样的常识。而大部分老视人群对“屈光”这个词并不熟悉，对“摘除”这个词也会产生抵触（可能使其联想到牙医的工作）。很少有人不会对“透明晶状体摘除手术”产生恐惧，所以最好将其改为“激光辅助晶状体置换”，或缩写为 RLE。

“看起来更年轻”和“视物更清楚”是人们选择晶状体置换手术的两个主要原因，也是我们推荐的推广用语。对于 50～60 岁的患者来说，RLE 的另一个益处是可免去再做白内障手术。这会是非常有吸引力的一点，但需要稍加解释才能让患者完全理解。

## 老视手术成本效益

为 50～60 岁的患者实施 LASIK 并不罕见。只要患者理解单眼视 LASIK 并不能保证近视视力不继续下降，这种手术对医生和患者来讲都会带来积极的回报。但如果患者同时伴有白内障，这笔花费可能并不划算。一名 50 岁的患者可能在完成了 4000 美元的 LASIK 之后，还要花费 8000 美元进行激光白内障手术，并植入高端人工晶状体。这显然是一笔巨大的支出。

为了让老视手术更为实惠，医生还可以向患者介绍以下方案：患者可以选择花费4000美元进行LASIK，但以后还需要花费6000美元做白内障手术；患者也可以选择RLE，虽然价格高达8000美元，但可以不再需要做白内障手术。因此对于理解长期效益的患者来说，老视矫正手术是一个更实惠的选择。

## LASIK的推广

在医疗企业推行折扣之前，LASIK不是一种廉价商品。它是一种先进的、经过验证的、安全可靠的视力矫正手术，远远优于以前的放射状角膜切开术和板层角膜移植术。LASIK一出现就受到广泛欢迎，人们也能接受相应的费用。LASIK的推广始于20世纪90年代，且大多数广告都基于其实际疗效。医疗机构只需宣传LASIK较以前手术的优势，如术后效果稳定、不会出现远视漂移。“激光”一词也意味着精确和安全。因此，屈光不正人群对LASIK品牌认知度高达90%以上。

但不幸的是，作为眼科史上最成功的推广案例，医疗企业的折扣把LASIK变成了一种廉价商品。推广活动的重点不再是LASIK的手术优势，而是价格。大家都在谈论价格，这对屈光手术医生来说，是一种会误导患者的“毁灭性打击”。患者不再关心技术和手术效果，而是更关心费用和分期付款套餐。当价值4000美元的双眼激光手术被营销成单眼199美元的医疗套餐时，LASIK作为一种治疗手段的价值暴跌。而大家并不知道的是，199美元的LASIK实际只是一个幌子，根本没有人以这个价格接受手术。

从2001年的“9·11”事件以来，LASIK推广就开始走下坡路。全美LASIK推广支出开始呈下降趋势，手术量也随之下降。到2008年的经济危机时，全美LASIK手术量明显减少，LASIK市场再也没有恢复到20世纪90年代的水平。

多年来，LASIK手术量始终持平，几乎没有增长。通过以单眼220美元的折扣价吸引患者，是唯一帮助手术量增长的手段。以下列举了一些可以与折扣活动相当的有效推广措施：

- 提供季节性折扣（500～1000美元）。
- 承诺相应手术技术的最低价。
- 为符合条件的患者提供视力恢复到20/20（1.0）的承诺。
- 明确告知其他欺骗性低价手术的危害（当心"诱饵"型LASIK）。
- 引进新的技术，如iDesign2.0（Johnson & Johnson Vision）和Contoura Vision（爱尔康）。
- 为前来咨询LASIK的潜在客户提供奖励。

## LASIK推广考核

如前所述，使用可衡量的标准，可以让LASIK推广变成一套实际的技术。这种标准有助于建立年度经营目标和基准。我们只需要收集以下的客户转化数据：

全部的潜在客户线索 = 线上用户线索 + 电话 + 短信 + 表单填写

为了设定准确的基准和目标，需要跟踪转化率，即跟踪每一个潜在客户线索和诊所咨询。如果只能将网络咨询的3%～4%转化为线下问诊，并且每周需要10次的线下问诊才能完成20个单眼手术，那么每月就需要超过200个网络咨询来实现经营目标。此外，还需要明确制造超过200个网络咨询的成本。

如果电话转化率高于网络咨询转化率，就要确定产生更多电话咨询的花费，并将其纳入预算。这样很快就会在预测推广支出和手术量方面变得更加精确。

同样的方式也适用于短信推广和表单填写。首先需要跟进转化率，以确定需要多少推广支出来完成预计的手术量。同时，还必须了解LASIK的咨询未到院率、未就诊率、取消会诊率、LASIK无意向患者率，以及LASIK的手术转化率。

LASIK的推广费用与其产生的手术量相比，效果可能会非常不乐观。这些推广看似产生了明显的效果，带来了大量的销售线索及对LASIK的关注，但最好的指标还是手术量。通过采用推广指标，可以用提高转化率这一最简单、经济的方法来降低推广支出，并增加手术量。

虽然大多数患者在做完 LASIK 后都很满意自己的视力，但他们其实并不关注术后效果，而更关注手术过程中发生的一切。因此，尽量用 LASIK 术后的话语来跟患者沟通，如"我很期待你能在手术后的早晨醒来看清时钟"，"想象一下，半夜不用戴眼镜就能起身照顾你的宝宝"。当医生在术前就鼓励患者想象 LASIK 的益处时，就会产生更高的转化率，这也增加了手术的价值。我们的目标是确定患者最迫切的需求，并告诉他们在摆脱眼镜之后这种体验有多么美好。

（王珊珊　李康寓　译　陈晓蓓　校）

# 第3章

## LASIK 的商品化之路

Shareef Mahdavi

作为一个经济学术语，商品化（commoditization）是指一种商品或服务随着时间的推移，逐渐与其他类似产品同化。因此，消费者在购买时主要依靠价格做出决策，因为除了价格几乎没有其他方法可以区分不同的产品。

### 2000～2002 年：价格试验

二十年前，LASIK 开始了一场轰轰烈烈的“价格试验”。当时，为了拉动 LASIK 及其他视力矫正服务的需求，眼科服务供应商开始逐步降价。从 1999 年底开始，一些医疗连锁集团和私人诊所相继推出低价 LASIK。截至 2000 年 6 月左右，有 1/10 的诊所将此前均价 2000 美元以上的 LASIK 降价至单眼 1000 美元，甚至是单眼 500 美元。

领先的准分子激光制造商 VISX（现为 Johnson & Johnson Vision）的遭遇更加剧了这种情况：该公司的准分子激光专利要求激光器材持有者支付相应的使用费用，而在 1999 年 12 月的一场诉讼中，国际贸易委员会认定 Nidek 公司没有侵犯 VISX 持有的专利权，导致 VISX 败诉。华尔街对此的反应迅速而无情：VISX 的股票市值一夜间蒸发了 40%，纳斯达克暂停了该公司的交易。

几个月后的 2000 年 2 月，VISX 将单眼的手术专利费从 250 美元降到 110 美元。该公司将此举定位为其“战略增长计划”的一部分，旨在通过降低手术成本来拓宽销售渠道，从而刺激市场增长。通过降低手术供应商的成本，激光技术厂商希望能降低手术费用，以带动 LASIK 的需求增长。

## 市场调研

当时没有任何市场数据表明，价格下降会提高手术需求。相反，独立的消费者调查显示，价格高低与需求并无关联，尤其是低价产品。只有 8%的受访者认为价格在他们的消费决策中很重要[1]。

提供屈光矫正的医生和机构试图寻求更好的方法来向患者普及 LASIK，以帮助他们克服对手术的恐惧。从 1996 年获得美国食品药品监督管理局（FDA）的审批后，LASIK 市场迅速增长，价格也随之上涨。具体数据如图 3-1 所示。

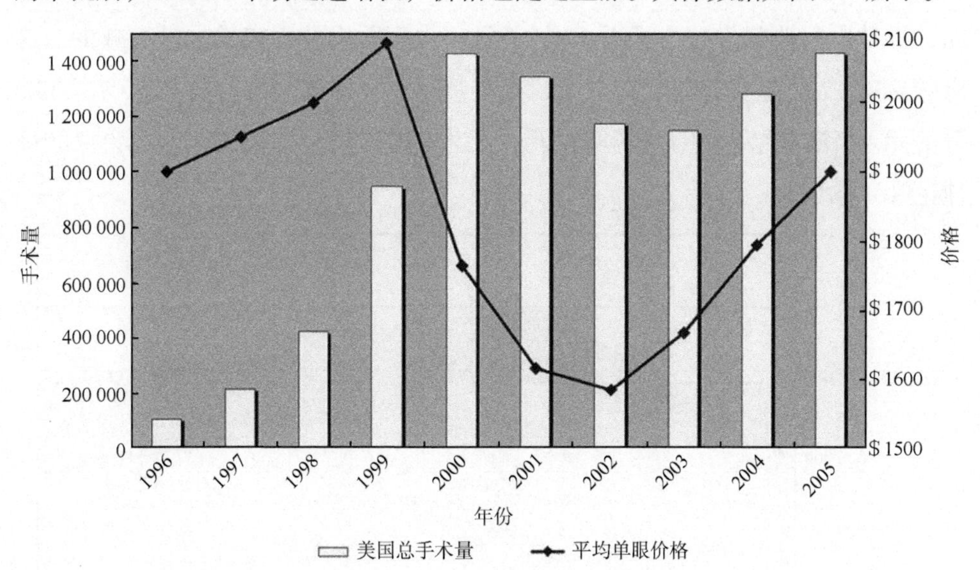


图 3-1　自 1996 年被 FDA 批准后，视力矫正手术的价格不断上涨，并于 1999 年达到顶峰。2000 年价格出现下降，2002 年后缓慢上升。手术量在 2000 年达到顶峰，并在 2002 年随价格下跌而有所减少，2003 年后继续稳步上升

LASIK 市场究竟出现了什么变化？笔者在 2002～2005 年发表了一系列文章[2, 3]，对这一问题进行了研究、分析和报道，并对美国随后几年的激光手术平均费用与总需求的数据进行分析。从中可以得到一个明确的结论，即价格的

降低并不能增加手术需求。

虽然无法证明这两者之间的因果关系，但可以看出，LASIK 每年的平均手术费用与下一年的总手术量之间存在高度相关性。这种量化方式经常会被经济学家用来研究价格波动与弹性需求之间的关联。按照价格理论的观点，如果某一商品或服务单价下降导致整体需求增加，那么其需求就是有弹性的。相反，如果价格降低没有带来需求增长，则该需求就是非弹性的。

作为一种医疗产品，LASIK 的需求显然是非弹性的。尽管价格下跌对手术需求产生了不良影响，但随着价格水平回到“价格试验”前的高点，需求也有所提升。

在 2003 年美国白内障和屈光手术学会的会议上，笔者通过一篇论文阐述了业内通过降价来实现 LASIK 商品化所产生的有害影响 [4]。其中最关键的一点是，在 2000～2002 年的三年中，LASIK 的单眼手术单价平均下降了 428 美元，导致本行业收入减少了近 17 亿美元。由于手术的固定成本没有减少，这意味着这 17 亿是实在的利润损失，相应每个屈光医生的平均收入减少了 33.5 万美元。当演讲结束时，现场听众鸦雀无声，而这篇论文也被评为本会议的最佳论文（图 3-2）。

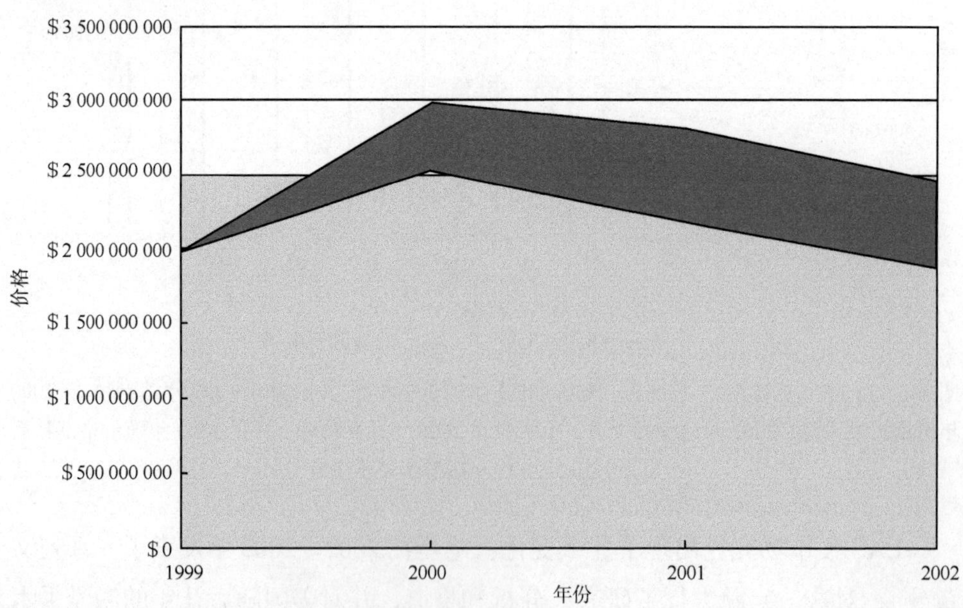


图 3-2　2000～2002 年，LASIK 的单眼手术单价平均下降了 428 美元，导致利润损失近 17 亿美元

## LASIK 的不同之处

在那次演讲之前，屈光医生和业内权威人士普遍认为，LASIK 手术量下降是因为外部事件，如 2000 年初的互联网泡沫破灭，以及随之而来的经济衰退和美国“9・11”事件引起的社会动荡。这些解释看似合理，但无法解释由医疗机构带动的降价行为。为了更好地理解手术量下降的原因，笔者开始研究其他相关手术，以了解它们在这段时间的情况。从美国整形外科学会发布的整容手术数据年度调查[5]中可以看到包含隆乳手术在内的各种手术的定价和手术量数据。

隆乳手术与激光视力矫正术有许多相似之处：两者都是非必需性手术，价格接近，都需要进行双侧操作。两种手术的患者基本无须住院，术后恢复时间较短，可实现立竿见影的效果。因此，笔者分析了美国隆乳手术总量和平均整形手术费用的数据，并将其作为对照组与 LASIK 进行比较。

结果如图 3-3 所示，如果按照年份来比较这两种手术，就会发现其中惊人的差别。与 LASIK“过山车式”的巨变不同，隆乳手术的价格和手术量成正

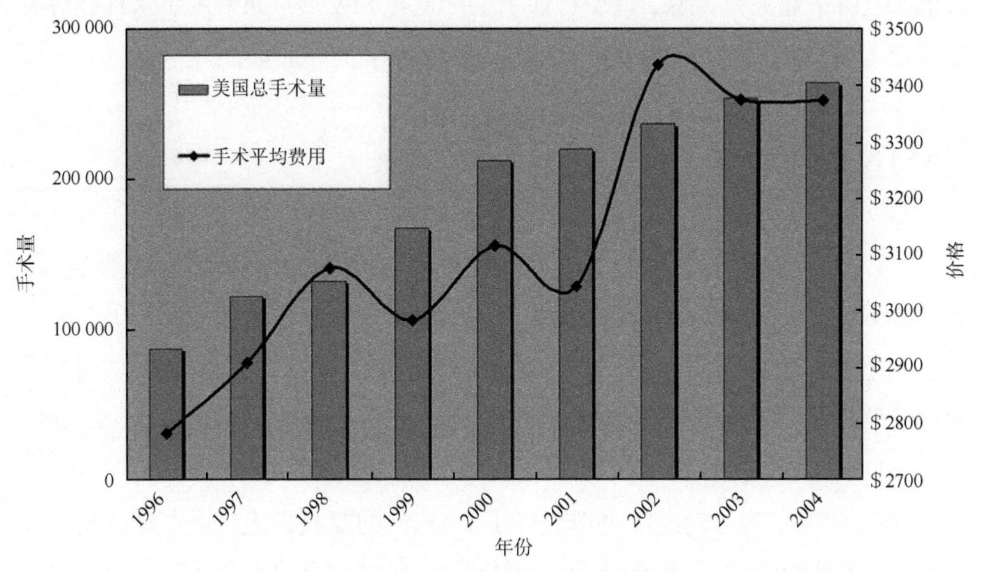


图 3-3　与 LASIK 不同，在同一时期隆乳手术的价格和手术量出现同步增长

比。总体来看，手术价格上涨了 21%，但手术总需求也增长了两倍。事实上，整形外科的需求同样缺乏弹性，但与 LASIK 的发展方向正好相反。这种需求随着价格上涨而增加的模式，在奢侈品和高端服务中比较常见。

在 LASIK 的需求和平均价格都在下跌的同一时期，隆乳类产品的价格和需求却出现明显增长。这种数据的对比，驳斥了 LASIK 需求下降主要归因于外部因素的论点，因为这两个行业受到的影响是相同的。然而，整形美容的需求和收入确实是在日益增长。因此，一位整形医生朋友在看了调查结果后，不禁疑惑道："眼科到底怎么了？"

有关助听器的研究也说明，医疗服务需求缺乏弹性：听力学教授 Amyn Amlani 博士发表的大量研究[6]表明，当价格降低时，助听器的需求不会增加。这也在某种程度上阐明了一点，即非必需的医疗产品基本不可能仅通过价格降低来实现需求增长。

如果 2000 年的 LASIK 价格试验成功了，那么其手术量每年都会出现数百万例的增长。随着手术在近视人群中的普及率不断增加，手术患者的平均年龄也会逐渐下降。这种需求的增长，同时也能弥补平均价格的降低。尽管利润率较低，但由于业务量大涨，这个行业仍会因此蓬勃发展。如果按照这种趋势发展，那 LASIK 市场显然具备弹性需求。然而，事实并非如此。

## LASIK 的定价回调

可以说，每一位作家和教育家都希望自己的作品可以对未来产生影响。随着屈光医生在 2003 年开始提高收费，LASIK 手术定价也开始有所回升，但这并不是笔者一个人的功劳。通过引入飞秒激光和定制化医疗等新技术，屈光手术的价格出现了进一步的提升，从 2002 年的单眼不高于 1600 美元，到 2007 年的 2000 美元。手术量也逐渐恢复至 2000 年的峰值，即 140 万例。

2008 年末，新一轮经济衰退暂停了 LASIK 的复兴，使其手术量急剧下降至约 65 万例（单眼）。毫无疑问，经济波动给包括 LASIK 和整形手术在内等非必需性手术带来了严重冲击。

在定价方面也出现了一些有趣的变化。自 2008 年经济大衰退以来，LASIK 的平均价格在十多年来保持稳定。然而，整形外科医生却在随后几年降低了收费。同一时期，整形外科手术量不是持平就是下跌。由于缺乏证据，我们也很难断言此间的因果关系。只不过屈光医生在此期间的表现值得称赞，因为他们从此前的失败中吸取了教训，没有通过打折来推广 LASIK。

广泛来讲，商品化其实包括手术的声誉及其定价。因为过去医生过多地强调技术，而几乎不提及对患者生活的影响，LASIK 的声誉确实受到了损害。21 世纪初的打折狂潮造成了长期的负面影响，包括一位电视主播在进行小切口基质透镜取出术后，由于副作用过大选择自杀的新闻[7]。这些舆论所引发的恐惧是巨大的，而且在短期内很难克服。因为近视患者也可以选择继续戴眼镜，而这不会带来风险，也不会产生额外的费用。

在患者的决策过程中，恐惧是一个需要注意和进行有效应对的因素。如果人们不再对 LASIK 感到恐惧，就可以通过降价的方式，刺激弹性需求的增长。

## 定价策略

通过回顾激光手术定价的历史，笔者希望医生能意识到他们在手术定价方面拥有主动权，并理解定价背后的原因。笔者的一位同事、客户服务专家约翰·迪朱利乌斯（John DiJulius）[8] 常说，企业应该从两方面来考虑其收费：一是基本服务费用，也就是所有人都能负担的服务的费用；二是优质服务费用，即客户所看重的优质服务的额外费用，如“高级诊所”所提供的服务溢价。如果我们不能证明报价中的溢价是合理的，就没有权利进行相应的定价。

哈佛商学院教授弗朗西斯·弗雷（Frances Frei）在《非凡的服务：以客户为核心的商业制胜法则》（*Uncommon Service：How to Win by Putting Customers at the Core of Your Business*）[9] 中提出了类似的观点。在书中，她对“常规因素”和“激励因素”做了区分。“常规因素”是指符合企业预期的、与激励消费者无关的相关贡献因素。缺乏这些因素，可能导致回头客的减少。设想一家美味的餐厅如果洗手间不够干净，消费者可能就不会再光顾。而“激励因素”，指的是一个消费者预期之外的因素。它使消费者只想要选择一家公司，因为这家公司可以提供独特而难忘的体验。

如果商家想收取服务溢价，就要专注于发现和整合真正的“激励因素”。需要记住的是，今天的“激励因素”明天可能就会变为“常规因素”。一家连锁酒店特有的柔软床垫[10]可能很快就会被所有酒店效仿，而不再是一个与众不同的特色。

## 结论

当人们认为两种产品彼此雷同，难以区分其功能和优点时，大多数人无疑会选择价格较低的产品，这就是商品的定义。各位读者也可以试想一下，自己在购物时的行为是否如此。对于完全相同的产品，人们都倾向于选择更便宜的那种。

对于屈光医生而言，最关键的是要开发出一种非常独特的服务，让其他随处可见的 LASIK 服务很难与之相提并论。差异化是一个关键的推广要素，也应该是每一个希望成为消费者心目中独特存在的 LASIK 提供商的目标。

至于如何有效实现差异化竞争，推广专家们也众说纷纭。笔者对该问题的看法，将在本书关于客户体验的一章中进一步讨论。

（张　可　李康寓　译　陈晓蓓　校）

### 参考文献

1. Mahdavi S. Retail pricing in refractive surgery, part III. *Cataract Refract Surg Today*. 2005;November:82-84.
2. Mahdavi S. Retail pricing in refractive surgery. *Cataract Refract Surg Today*. 2002;October:29-38.
3. Mahdavi S. Retail pricing in refractive surgery, part II. *Cataract Refract Surg Today*. 2003;June:39-42.
4. Mahdavi S. Retail pricing in refractive surgery. Paper presented at: American Society of Cataract and Refractive Surgery Annual Meeting; April 12, 2003; San Francisco, CA.

5. American Society of Plastic Surgeons. Plastic surgery statistics. Accessed August 3, 2020. https://www.plasticsurgery.org/news/plastic-surgery-statistics.
6. Amlani A. Impact of elasticity of demand on price in the hearing aid market. *Audiology Online*. January 29, 2007. Accessed August 3, 2020. https://www.audiologyonline.com/articles/impact-elasticity-demand-on-price-955.
7. Kindelan K, Messervia S. Family of meteorologist says she had eye surgery complications before suicide. ABC channel 15, Arizona. Accessed April 28, 2019. https://www.abc15.com/national/family-of-meteorologist-says-she-had-eye-surgery-complications-before-suicide.
8. DiJulius J. *Secret Service: Hidden Systems That Deliver Unforgettable Customer Service*. AMACOM; 2003.
9. Frei F. *Uncommon Service: How to Win by Putting Customers at the Core of Your Business*. Harvard Business Review Press, Boston; 2012.
10. Westin Store. The heavenly bed. Accessed August 3, 2020. https://www.westinstore.com/category.aspx?The-Heavenly-Bed.

# 第二部分

# 眼科服务推广的基本策略

# 第 4 章

## 市场研究、细分、目标确定和定位

Robbie W. Grayson Ⅲ

想要判断一家企业是否运转良好，首先需要考察以下几个问题：

- 企业的客户有哪些？
- 这些客户在哪里？
- 这些客户想从企业这里获得什么？
- 企业如何吸引客户？

市场研究是一门艺术，但首先也是一门技术。只有完全掌握其技术，才能创造赢得客户的艺术。在美国，市场研究的历史可以追溯到 20 世纪初。

丹尼尔·斯塔奇（Daniel Starch，1883～1979）是美国历史上第一位市场研究员。他在其著作《广告：原理、实践和技巧》（*Advertising：Its Principles，Practices and Techniques*）中，第一次正式且系统地提出了“顾客印象”的概念。此外，斯塔奇还解释了他如何将心理学和广告融合在一起，创造出一种包括挨家挨户进行民意调查的市场研究策略[1]。

## 辅助回忆

根据斯塔奇的讲解，他的调研包括寻找特定报纸和杂志的订阅者。这意味着他必须步行数百英里①，走访数百户人家，才能找到足够的订阅者进行采访。

① 译者注：1 英里为 1609.344 米。

一旦他找到了愿意接受采访的订阅者，就会引导对方浏览相关报纸或杂志上的一系列广告，并偶尔打断他们，询问有关广告的具体问题。根据订阅者的回答，他会给出一个等级。将所有结果整合后，这些评分就会给他提供有关订阅者行为的信息。

斯塔奇此举其实是在对广告的效力进行评级（即是否达到了在订阅者心目中留下深刻印象的目的）。这种方法称为“辅助回忆”，通常也被称为“斯塔奇测试”。在增加报纸和杂志销量方面，这种手段颇为成功，也告诉我们，如果要想成为一名优秀的市场研究人员，首先需要成为一名优秀的心理学家。

随着时代的变迁，斯塔奇测试也出现了一些问题。首先，1907 年，爱因斯坦发表的相对论颠覆了经典牛顿物理学，而在经典牛顿物理学中，计算是线性的，并且基于不动的数据点。而工业发展之所以出现技术革命，正是参照了爱因斯坦式的多参照点理论。由于斯塔奇的民意调查本身就是一个线性结构且非常耗时，无法跟上时代的发展。

其次，斯塔奇的方法需要依靠“人类”分析师进行实地调查。事实证明，分析师的数量无法跟上不断增长的订阅者基数，因此根本没有足够的时间和资源去收集与计算数据。

最后，福特在 1914 年发明了流水线作业，提高了包括印刷业在内的企业生产效率。相比之下，斯塔奇的调查方法效率低下，无法跟上技术的进步。于是，他改变了策略，尝试通过电台广告进行调查。通过这个案例可见，要想成为市场研究人员，就必须跟上新技术的步伐。

## 非辅助回忆

在斯塔奇的同一时代，一个名叫乔治·盖洛普（George Gallup，1901～1984）的年轻人开创了“盖洛普调查”方法。这位“民意调查之父”对纸质媒体不感兴趣，也没有挨家挨户进行实地调查。这可能是因为他比斯塔奇更年轻，所以只借助广播和电视等渠道来进行市场研究。

两者的调查范围也有所不同。斯塔奇感兴趣的是如何让更多的客户订购报纸和杂志，而盖洛普希望能塑造公众舆论，于是他开发了一种针对电台听众和电视观众的民意调查算法。他开创的方法极为有效，并在预测 1936 年总统大选结果时，将误差率控制在 4%之内，成功预判了富兰克林・罗斯福的当选。这个水平在当时可谓极其精准。

那么，这种准确性是如何实现的呢？盖洛普找到了一种不需要实地采访和测试的民意调查方法。与斯塔奇考察被访者印象的方法不同，盖洛普只需要消费者根据声音和视觉线索回答（即通过广播和电视）。

盖洛普式的民意调查不需要专门的工作人员去询问受众的印象，而是完全依靠消费者运用情商进行判断，尽管消费者可能意识不到这一点。因此，这种调查方法超越了斯塔奇测试，并被称为非辅助回忆。

## 大企业时代：有线网络为王

广播和电视广告一出现，就深受消费者的欢迎。这些平台能够将企业的广告投放到任何有收音机或电视的家庭。用户只需要打开收音机或电视就能接收到这些广告，除了调台外不需要任何操作。这种广告形式为电视和广播电台带来了巨大的收益，并使企业的业务出现指数性增长。同时，大众消费的激增也打开了许多全新的市场，使得 20 世纪后半叶成为一个消费主义时代。

推动消费主义兴起的正是广播和电视平台。其仅仅通过电波大量投放广告，就能强化广告效应，而不必亲自为企业进行调查。同时，企业业务的实际增长也表明，电视和广播广告卓有成效。因此，随着企业针对有限广告资源的竞争加剧，有线平台广告数据库的价值也不断提升。

很快，数据分析师就能够极为精确地解读、跟踪、预测针对全国数千种产品和服务的买家行为，甚至可以对消费者进行引导。然而，这种准确性是有代价的。因为有线网络了解广告的价值，所以其定价与日俱增，并只会把广告时间提供给有能力付费的公司。这意味着有线网络可以收集更多的消费者数据，而付得起巨额广告费的大公司可以凭借这些信息有效地压制竞争对手，使小企业难以壮大。

## 小企业时代：关系为王

由于大企业主导了市场，他们可以随意定价，而消费者几乎别无选择，只能接受与产品和服务质量不符的虚高定价。需要注意的是，大企业使用的是大型数据库，并不会与客户建立感情上的联系。而对于小企业而言，由于其数量远超大企业，必须要了解如何找到理想客户及接触到这些客户的方式。与巨头企业相比，小企业具有以下天然优势：

- 小企业更了解客户的需求。
- 小企业可以创造更高质量的产品。
- 小企业的产品更满足当地人的需求。
- 小企业可以快速应对突然的经济变化。

小企业可以与客户进行面对面交流，因此可以创造出满足消费者实际和即时需求的高质量产品与服务。

起初，大公司似乎并不介意客户的流失，因为流失的只是少数。而当他们意识到问题时，许多客户已与当地的小企业建立了合作。由于过度杠杆化和运营失误，几家知名公司和垄断企业被迫缩减规模、破产甚至彻底消失。最终，注重关系的小企业成为王者。

## 互联网和小众市场服务推广：品牌为王

从互联网诞生以来，小企业必须发挥创意，才能跟上时代、维持存在感，从而留住客户。客户忠诚度不再受限于地理条件，本土品牌和全球品牌之间的鸿沟逐步缩小，买家也变得越来越挑剔。因此，我们需要发明一种新的算法来控制混乱的市场，而这个新算法就是市场细分。

市场细分主要包含以下四个方面：

1. 根据客户的需求定义客户群体。

2. 广泛地识别客户的需求。

3. 设计多种广告策略，以便有效地将信息传达给目标群体。

4. 按照客户喜欢的方式进行投放。

在进行市场细分时，产品或服务的设计应能够满足各种类型消费者的需求。因为这些产品和服务都被赋予了相应的价值，所以也就变得富有感召力，最终成为所谓的“品牌”。

品牌是小众市场推广的关键，因为客户可以通过博客评论、客服热线及社交媒体上的“点赞”和“分享”等方式与企业进行互动。

按照传统观点，通过小众市场营销建立品牌是一种落后的方式。过去的企业通常花费几十年时间，采用前面所提到的“非辅助回忆”策略才能建立起自己的品牌，这种方式如今也被称为“推销”。通过这些推销手段，企业得以将其产品和服务源源不断地输送到市场中。

在小众市场进行非干扰性的推销，可以让企业慢慢地将品牌“渗透”给消费者，而不显得突兀。由于消费者已经厌倦了强制性的推广方式，小众市场推广的根本在于营造真实的品牌形象，并让消费者信任该品牌。

## 顾客为王的时代

在过去的几年里，消费者行为出现了新的变化。可以看到，市场明显朝着更有利于消费者的方向进行了调整。整个销售行业都在努力让网络购物变得更加简单，以便使消费者可以通过手机足不出户就能买到想要的商品。

我们可以回顾一下斯塔奇的一对一现场调研，现在看来，通过挨家挨户民意调查来寻找理想的消费者相当荒谬，但这也让我们不禁思考，在现代市场调研出现之前消费者的行为是怎样的。

这个问题的答案，其实简单到难以置信：

- 消费者从熟人那里购买所需商品。
- 消费者购买的商品可以满足他们的需求。

- 消费者与卖家之间存在着紧密的关系，以便续购商品。

从这几点可以看出，消费者在这一过程中占绝对主导地位：

- 消费者有需求。
- 消费者满足个人需求。
- 消费者知道下一次能在哪里满足个人需求。

## 以消费者为“主角”

在冒险故事中，主角通常只有一个。但故事里还会有主角的几个同伴、一个反派和他的跟班，以及许多其他背景人物。在如今的市场运营中，我们可以把客户想象成他们自己故事中的“主角”。

约瑟夫·坎贝尔（Joseph Campbell）在《千面英雄》（*The Hero with a Thousand Faces*）[2] 中分析了经典的英雄故事情节，其中包括所有文艺作品中主角克服障碍并取得胜利的桥段。

在此，笔者将这个故事模板简化为十二步，并且以时间点表示出来：

1：00：主角被召唤去冒险。

2：00：主角遇到了一位导师。

3：00：主角跨过某种界线，进入了一个未知的世界。

4：00：主角经历了一系列的考验和失败。

5：00：主角通过试错掌握了新技能。

6：00：主角死后重生。

7：00：主角意识到了一个惊人的事实。

8：00：主角终于得到未知世界的密码。

9：00：主角经历了巨变。

10：00：主角获得了“胜利”。

11：00：主角回归故里。

12：00：主角开启了新生活。

在市场调查这个“故事”中，我们的顾客正是自己故事里的英雄主角。他们“不顾反对”去完成一项任务，并且“努力”实现这个任务；尽管“困难重重”，最终还是能够“回归故里”。如果企业提供商品有助于实现顾客作为“主角”的任务，那么他们就会选择购买。

而对于眼科和视光产业，我们的“顾客/主角”可能有如下的需求：

1：00：顾客患有眼疾。

2：00：顾客看到一则眼科广告，或参加了一场眼科讲座。

3：00：顾客的眼疾越来越严重，并尝试了简单的解决方法。

4：00：顾客出现了复杂的症状。

5：00：顾客开始理解之前医生提供的一些建议。

6：00：顾客逐渐失去希望。

7：00：医生在此前（2：00 时）提供的信息让顾客觉得有道理。

8：00：顾客最终决定采用相应的产品或服务。

9：00：顾客非常愿意继续使用该产品或服务。

10：00：顾客持续使用该产品或服务。

11：00：顾客回家。

12：00：顾客恢复清晰视力，开启新生活。

这个模板看似简单，但实际很复杂。因为这些顾客在他们的“故事”里并不是每天都想起我们。他们会忘记眼科讲座上的重要信息，忘记他们答应过接受随访，甚至会忘记上一次交流时我们表示的关切。顾客在自己的生活中已经有太多的问题和困扰，所以他们不太可能时刻记得我们所提供的产品或服务。

## 了解自己作为“配角”的定位

商家或者从业人士通常会高估自己的产品和服务，以至于给人造成一种自吹自擂的印象。而这样的心态让其无法心甘情愿在顾客的“故事”中扮演配角。请记住，“主角”只有一个，那就是顾客。

无论出发点有多么无私，仅靠一厢情愿是不足以说服顾客的。我们需要将自己定位成一个“配角”，来辅佐顾客的“主角”地位。把自己打造成“主角”，很可能不利于为顾客提供他们所需的产品或服务。

在上述的过程中，并不是所有步骤都能帮助我们锁定顾客。这十二个步骤中，只有三个机会有助于找到以下合适的顾客：

1. 需要指导的顾客（2：00）。

2. 需要帮助的顾客（5：00）。

3. 需要被救助的顾客（10：00）。

我们需要根据潜在顾客在故事中定位来判断自己的定位，这样才能让他们成为真正的客户：

- （2：00）指导：顾客也许对我们的产品或服务一无所知，但参加了相应的讲座。这时我们应该找准自己的定位，以便他们即时进行购买（顾客不一定要了解所有的信息）；或者可以传递非常明确的信息，以便顾客此后可以轻松回忆起来。在这个情节中，我们扮演的就是“导师”的角色。
- （5：00）帮助：在2：00时，我们也许已经为顾客提供了相关的产品或服务，但他们拒绝了。此时有两个选择：一是鼓励顾客现在购买；二是与他们一对一交流，其间鼓励他们购买。在这个情节里，我们扮演同伴或者帮手，并需要比之前的场景采取更加坚定的态度。
- （10：00）救助：此时顾客可能陷入了困境（如出现恐慌或情绪失控），并坚持要使用我们的产品或服务。然而，由于购买行为是受相应的情绪驱动的，这种情绪终将会消散。作为救助者，我们需要为顾客提供简便易懂的产品或服务。

如今，小众市场“品牌为王”式的推广与面向消费者的“顾客为王”式的推广之间分歧越来越大。过去那种依靠“关系”的推广方式从2019年开始已经过时，因为顾客没有时间在繁忙的生活中维护这些关系。总而言之，顾客希望整个了解和购买流程是简单易行的。

如果企业能通过对客户群进行细分，将产品或服务定位成“配角”，并在顾客情绪最高涨时进行互动，就可以在以顾客为导向的市场中，建立起关键的顾客基础。

（刘春雷　译　陈晓蓓　校）

## 参考文献

1. Starch D. *Advertising: Its Principles, Practices, and Techniques*. Scott Foresman and Company; 1914.
2. Campbell J. *The Hero With a Thousand Faces*. Pantheon Books; 1949.

# 第 5 章

# 患 者 体 验

Shareef Mahdavi

著名管理科学家彼得·德鲁克（Peter Drucker）有句名言："市场营销就是要使销售变得多余"[1]。这意味着高效的推广策略甚至可以不需要销售环节。然而，眼科机构的推广方式通常只有一种，即广告。的确，广告是一种有效的付费推广方式，但很多医疗机构在投放广告时缺乏策略，一味依赖广告吸引患者。很多诊所也会质疑其实际效果，但还是源源不断地投放广告。如今，广告依旧被认为是提高品牌知名度和促进消费的主要方式，并通常需要包含某种形式的折扣。例如，我们经常会看到这样的广告——"现在打电话就可以享受LASIK 立减 500 美元的优惠"。这时我们不禁想问：谁会在完全不了解的情况下，只是为了 500 美元的优惠，就去接受一个可能改变自己一生的眼科手术？

在屈光手术领域，折扣促销往往弊大于利，对于整个医疗领域而言更是如此。举例来说，如果我们要请朋友来家里吃饭，首先要确保家里打扫干净，并且在客人到来之前就准备好饭菜。然而，这样的流程并不适用于眼科的惯常推广模式，因为收到广告"邀请"的顾客在来到诊所之后通常会发现整个流程一片混乱，跟他们想象的完全不同。

实际上，这种情况经常发生，并且通过大部分诊所的电话咨询内容就可以看出。SM2 Strategic 针对潜在患者的电话咨询做了一系列研究[2]，发现只有 29% 的诊所的推广行为可以促成患者预约问诊。从这些经过授权谈话的录音可以看出诊所接线员大多缺乏专业知识及有效的沟通技巧。尽管为了吸引患者来电，这些诊所每月都会花费数千美元打广告，但研究结果显示收效甚微。这些客户线索没有被有效利用，患者不是放弃手术，就是选择了其他诊所。

即便患者选择了上门问诊，仍然存在很多问题，如服务不够热情、等待时间太久。在完成患者检查、咨询和手术推荐之后，患者只会给出“再考虑考虑”这样的回复。所以要再一次强调，在进行市场推广之前，应该先细致优化顾客服务流程，以发挥广告的最大价值。

## 内部推广 vs. 外部推广

作为一名推广专家，笔者在从业的早期阶段，经常建议诊所在做好全部准备工作之后，再邀请患者前来就诊。对于诊所的运营来说，最重要的原则就是完善基础的患者服务。确保这一点后，可以通过很多实惠的方法来增加患者的了解和兴趣，这些可以被统称为内部推广。内部推广指的是发生在诊所内部的、针对现有患者及其社交圈的服务推广活动，如诊所内部的海报、手册、线上讲座、患者留言、邮件等。因为成本更低，所以内部推广应优先于外部推广。常言道“近水楼台先得月”，由于已经与目标群体建立了联系，这种推广也更加有效。

无论是实际的广告还是象征性的广告，都不应该成为眼科推广的主线。这种方式确实很重要，但其作用仅局限于吸引潜在顾客前来问诊。等到顾客到来后，我们则需要关注患者的体验，这样才可以帮助他们依照我们的推荐做出决策。

## 顾客服务 vs. 顾客体验

在选择性医疗服务中，患者对于顾客服务和顾客体验的需求远比传统的第三方付费医疗要高得多。由于患者需要自己承担费用，对治疗效果和整个就诊体验都会抱有更高的期待。在这种“消费者意识”的影响下，患者会更加关注服务体验，而不仅仅是实际的治疗项目或者其效果。从某种程度上看，这也可以解释为什么看上去和蔼可亲的医生通常不会被起诉，即便他们并不能确保最好的治疗效果。

顾客服务和顾客体验其实是不同的，但很多医疗人员并不了解这一点。顾客服务着眼于日常业务的运营，也就是针对顾客个体的行为。在对员工进行评价时，通常会看他们如何履行自己的职责，其中就包括顾客服务。当医疗人员工作格外认真时，患者就会认为自己获得了优质的服务。然而，任何服务相关的业务都可能会出现误差，当医疗工作中出现失误时，患者就无法得到好的服务。

相比之下，顾客体验的范畴更为宽广，并包括顾客服务。任何体验都是来自个体本身的，而诊所提供的服务只是整个体验的一部分。过去，一些企业的“客户服务”部门只用来处理顾客投诉，而现在已经发展成为一个高度整合的销售部门。如今，大多数企业都致力于提供强有力的顾客服务，而医疗机构和诊所才刚刚开始意识到，患者体验其实就等同于顾客体验。

大多数诊所都会高估自己提供的服务水平，一是因为只有一小部分患者会在遇到问题时提出来，二是因为诊所对自身的能力过于自信。关于第二点有一个很好的例子：在一份针对 300 名大公司 CEO 的调查中[3]，有 80%的人认为他们提供的顾客服务非常优质。而另一份针对这些 CEO 所在公司的顾客随访调查却得出了不同的结果——事实上只有 8%的顾客认为他们的服务是优质的。

许多医疗单位已经开始关注顾客服务，以对待顾客的方式来对待患者。此外，他们也明白术前和术后服务与手术和治疗本身同等重要。然而，即便有了这种意识，当医生和行政人员看到患者的反馈普遍是积极的并且没有出现严重的投诉时，就容易变得自满起来。

如果说有一种方法可以轻松地给顾客留下深刻印象，那么就是提供差劲的服务。这就好像在前互联网时代，如果我们觉得一家餐厅的服务很好，就会告诉两三个好友；但如果服务很差，我们会到处抱怨。随着“大众点评”类评论网站的出现，这些差评的影响范围得到了进一步扩大。俗话说，“好事不出门，坏事传千里”，诊所必须确保其提供的服务满足一些基本标准。以餐饮业为例，这就相当于：

- 迅速地为顾客安排座位。
- 礼貌地招待顾客。
- 上菜及时，且菜品美味。

由于过去的条件与现在有所不同，对于以前的食客来讲，上述服务可能会让他们感到相当满意，而如今，所有企业都已经建立了员工培训体系，以确保所有的服务都能达到相应的标准。只不过，好的服务并不等同于难忘的体验。

## 品牌和体验

在如今的广告中，很多公司都会竭力强调他们所能提供的“体验”，并试图将其作为卖点。在笔者看来，这种方式并不合适，因为良好的体验是需要顾客自己得出的结论，而不是一开始被商家强加的一种预期。《体验经济学》（*The Experience Economy*）[4]的作者约瑟夫·派因（Joseph Pine）曾经这样跟笔者解释这个观点，即“品牌代表的就是对于未来某种体验的承诺”。那些声誉良好的公司之所以能获得顾客好评，正是因为他们提供了优质的体验，而不仅是做了口头宣传。就像在购买电脑时，很多人会选择购买苹果的产品，购买汽车则选择特斯拉的产品，而住酒店时会选择四季酒店，这正是因为他们愿意为中意的品牌支付更高的价格。而当顾客获得体验满足了他们对品牌的期待时，顾客甚至可以接受更高的价格。可以确定的是，这些体验并不是偶然事件，而是经过精心策划才得以实现的。

这些一流品牌采用的顾客体验原则同样也适用于医疗行业。下一部分将讨论顾客体验的具体内容，以及如何将其纳入医疗服务中。

## 体验的作用

如果引申一下彼得·德鲁克的话，也可以说，“令顾客满意的体验会让市场营销变得多余”。就像派因和吉尔摩在《哈佛商业评论》中的一篇文章中提到的，“体验本身即是营销”。这两位专家指出，有意识地宣传顾客体验，可以提升经济价值并带来长久的经济变化。在该文章发表一年后，他们出版了《体验经济学》一书，详述了企业如何通过顾客服务保持竞争力，并在此方面做出了突破性的解读。随着服务逐渐被自动化、商品化，其价值也在逐渐缩水。从历史上来看，由于自动化技术的出现，人们用效率更高的制造业取代了农业，并造成了短期的劳动力转型。而发达国家又在此后用服务业取代了制造业的核心地位。因此，如果我们将体验视作一种生产方式，将会带来更大的经济增长。

在《体验经济学》中，有一个被称为“经济价值递增”（progression of economic value）的基础模型[5]。如图 5-1 所示，这个模型展示了咖啡的价值是如何逐步递增的。一杯咖啡，作为原料时只值几美分，而当它成为星巴克或是其他高端咖啡零售商所提供的“消费体验”时，其价值得到了巨大的增长。

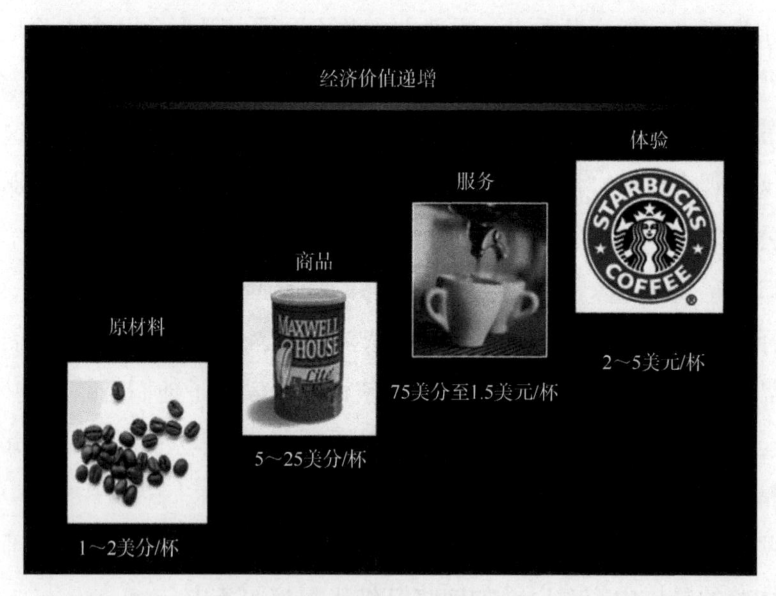


图 5-1　一杯咖啡的价值，在其从原材料到商品、商品到服务和服务到体验的过程中，出现了指数级增长

这个价值递增模型可以应用于很多产业，如图 5-2 所示，LASIK 也遵循这一规律。为了提高消费者心目中及实际的 LASIK 价值，我们可以推断在整个治疗过程中，“患者体验”被极大地忽略了，因为医生认为，LASIK 本身就

会给患者带来颠覆性的体验。同时，我们也可以用这个模型来解释LASIK的商品化过程。这种治疗方法可以给患者带来巨大的转变，以至于医疗人员忽视了其中的体验部分，而过多地依赖于技术和疗效。

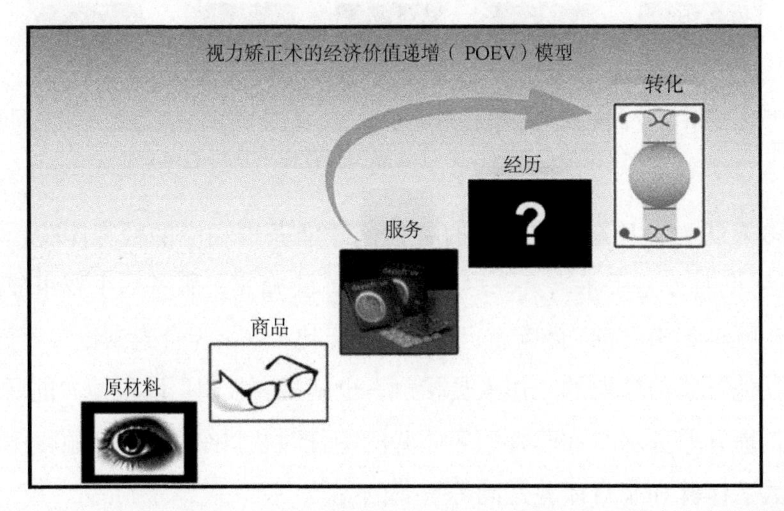


图5-2 视力矫正手术的价值也会遵循递增模型逐步提升。由于LASIK技术本身的颠覆性效果，许多诊所在推广LASIK时，忽略了其中的患者体验部分，这也导致了LASIK的商品化

在顾客体验方面，衡量其效果的两个主要标准，就是消费者所花费的时间和金钱。我们必须要意识到，消费者是在一个非必需的治疗项目上花费数千美元，因此，如果我们能为其提供优质的体验，则不仅可以提高诊所的声誉，还可以增加转诊推荐和收益。

## 阶段式的体验

芝加哥建筑设计公司Doblin提出过一个用于营造优质顾客体验的“5E模型”[6]，其中包含5个不同的体验阶段。如图5-3所示，模型中的每一个阶段都代表着一种独一无二的难忘体验。

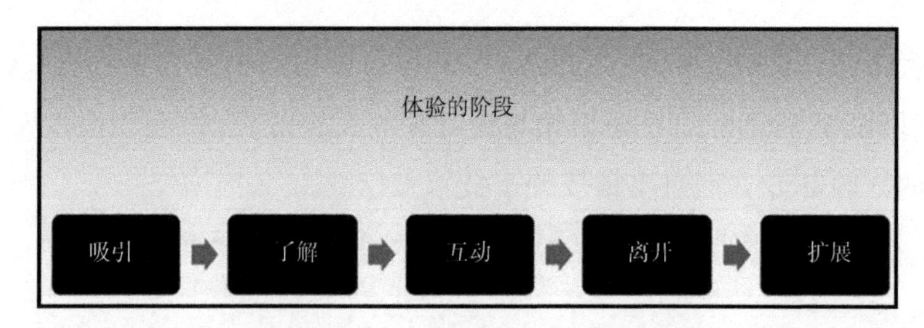


图 5-3 该 5E 模型由 Doblin 建筑公司于 1997 年创立。通过将顾客体验分为 5 个不同的阶段，医疗机构应在每一个阶段都为患者提供良好的体验

许多人认为，只有顾客在场时，他们才能获得相应的顾客体验，如在做 LASIK 咨询时或是手术当天。尽管实地的体验确实是服务的主要组成部分，但其实在顾客到来之前，体验就已经开始了，比如，顾客会先浏览诊所的网站，或者用其他方式与诊所的工作人员接触，也就是“吸引”阶段。如前所述，这个阶段是提升服务水平和改善顾客体验的绝佳时机。网站通常是顾客体验的起点，而数字体验和亲身体验是同等重要的。

当患者上门时，一般需要填一些表格，办理相应的手续，并等待一段时间才能见到医生。在“了解”这一阶段其实有很多改善患者体验的机会，包括热情地招待患者、有效利用等待时间，以及改善诊所的空间设计以提供更优质的体验。就个人的观点而言，各个诊所最好是用一个能更好利用顾客时间的地方来取代等候室，以便提升患者体验。

第四阶段，也就是患者“离开”的时候，同样也是一个提升服务的好时机。诊所可以设计一个告别环节，让顾客充分感受到自己是被尊重的，并相信这家诊所是一个能提供可靠眼科服务的机构。就像“了解”阶段一样，这也是顾客体验中一个常被忽略的部分。

最后一个阶段是“扩展”，它意味着延伸顾客在场时所有美好的体验，如 LASIK 术后第一天的回访。在这个患者体验的最后阶段，诊所可以用赠送纪念品的方式增强患者的记忆，如带有诊所 LOGO 的 T 恤或马克杯，甚至也可以是一张患者就诊时的照片。举办术后患者聚会也可以成为延伸患者体验的一种方法。

任何一个看重顾客体验的诊所，都应该认真审视一切可以改进的环节，包括和患者的每一次接触、每个诊室的安排和每次沟通。到目前为止，笔者还没有发现哪个诊所已经完美到没有任何改善的空间。

## 关于工作人员体验

常言道，"顾客永远是对的"，"顾客就是上帝"。尽管这些说法可以帮助商家关注顾客的需求，但其并不适用于所有场合。按照著名连锁餐厅 Shake Shack 老板丹尼·迈尔（Danny Meyer）的说法，顾客的重要性仅次于员工[7]。换言之，只有通过员工，才能使顾客获得良好的体验。如果不把员工视为企业最有价值的资产并加以引导，就不可能为顾客带来良好的体验。很多诊所正是因为没有意识到这一点，无法提供良好的体验，而不能从竞争中脱颖而出。

相比之下，那些优待员工并对员工优秀表现进行奖励的诊所，也会营造出一种积极为顾客服务的氛围。万斯·汤姆森眼科诊所（Vance Thompson Vision）就提供了一个很好的范例。该诊所成立于南达科他州的苏福尔斯市，并在全美5个州都开设了分诊所。在1991年创始之初，该诊所只有两名员工，而如今已经有超过200名员工，成为一个真正的"大家庭"。创始人汤姆森医生表示，团队沟通是为每一位患者提供优质体验的关键所在。为了实现打造"全球最佳诊所"的目标，诊所的员工每天都会抽时间开会交流。

该诊所 CEO 马特·詹森（Matt Jensen）[8]也表示，实现顾客体验的无缝对接其实并不容易，需要团队领导进行大量的训练、指导和维护。顾客体验需要长期不间断的投入，不能一蹴而就，而是应当被视作一种长期的投资。对于诊所的员工来说，他们能获得的回报除了薪水之外，更包括帮助人们改善视力和观念的成就感。这个诊所为眼科领域塑造了一个榜样，那就是在眼科推广中，将患者视作顾客，并把员工视作创造理想顾客体验的最重要一环。

## 结论

顾客体验可以用于区分眼科机构的运营水平，并且能考察医疗技术、医生水平和价格之外的因素，而这些是普通的推广策略无法衡量的。治疗技术和价格都是可模仿的，但顾客体验是独一无二的，是每个诊所的文化内核。即使其他的竞争对手能够意识到这一点，他们也很难去复制别人的成功经验，因为想要创造优质的顾客体验，就需要完成大量的策划和实施工作。每个诊所都要根据自己的实际情况制订适合自身的方案。而通过竞争，不同的诊所也会努力营造良好的患者体验，为患者提供独特而难忘的服务。

如同任何领域的营销工作一样，在眼科推广中，医疗机构应不断提升患者体验，不能故步自封。随着消费者的需求不断变化，患者体验也应当进行实时更新和改良。

（朱　伟　译　陈晓蓓　赵　耀　校）

## 参考文献

1. Drucker PF. *The Essential Drucker*. Harper Collins Publishers; 2001:21.
2. Mahdavi S. Telephone improvement project: a skills assessment of refractive surgery providers. Pleasanton, CA: SM2 Consulting; 2006.
3. DiJulius J. *What's the Secret? To Providing a World-Class Customer Experience*. Wiley Publishing; 2008:17-19.
4. Pine J, Gilmore J. *The Experience Economy*. Harvard Business School Press; 1999.
5. Pine J, Gilmore J. Welcome to the experience economy. *Harvard Business Review*. July-August 1998:97-105.
6. About Doblin. Doblin: A Deloitte Business. Updated 2020. Accessed August 3, 2020. https://doblin.com/about.
7. Cutrone C. Danny Meyer to 'Treps: put your employees first, customers will follow. The founder debunked the myth of "the customer is always right" at Inc.'s latest Business Owners Council event last night in New York City. *Inc*. Published January 28, 2014. Accessed September 8, 2020. https://www.inc.com/carolyn-cutrone/danny-meyer-speaks-at-inc-business-owners-council.html.
8. Mahdavi S. "This is the Super Bowl of leadership" [video]. YouTube. Published April 24, 2020. Accessed September 8, 2020. https://www.youtube.com/watch?v=sTkSMITiDCA&t=382s.

# 第 6 章

## 树立品牌与刺激消费

Tracy Schroeder Swartz，王明旭

在制订推广策略时，需要注意品牌推广与刺激消费式的推广是不同的。品牌推广的目标是塑造一个品牌形象，增加其知名度并提升口碑。通常来讲，品牌推广会通过电视和广播这样的传统媒体进行，而较少使用数字媒体[1]。其主要目的不是进行实时的销售转化，而是促使广告受众访问企业网站或来电咨询。知名企业的广告通常不包含联络信息，因此其设计也更为巧妙，更受顾客推崇。对于眼科机构而言，品牌推广的目的就是要打响自身的知名度。从而当人们需要某些眼科治疗服务时，就会选择这个机构。对于已经极为知名的诊所而言，顾客在看到广告后也许不会立刻造访，但是当他们需要服务时，一定会前来问诊。

相比之下，刺激消费式推广的初衷就是刺激目标人群立即付诸行动。例如，举行短期的降价促销、发布新产品或者新技术，或是引进新医生，从而促使顾客即刻来电或是上门咨询。在零售界，这就相当于在汽车经销商的月末促销中，以零利率的优惠价买到一辆车。而在眼科领域，诊所可以通过广告、邮件等方式推广某种服务，如强脉冲光治疗。除了确定推广活动的类型，在推广前还需要确定最合适的媒体平台。

## 推广成本

在不同的平台上，投放广告的成本不尽相同。通常来讲，电视广告成本最

高，而社交网络广告最便宜，也更容易了解广告的效果。如果想要追踪电视、广播和报纸广告的效果，一般需要目标受众自行汇报他们了解某一诊所的渠道，或者将优惠券带到现场。

相比之下，网络广告可以通过追踪点击率来了解效果。当人们在网上或社交媒体如推特、脸书等看到诸如干眼治疗、LASIK 或者隐形眼镜的眼科广告时，只需点击一下，就能跳转到该公司的网站，而整个过程也会被自动追踪和记录。

品牌推广类的广告更难追踪，因为患者不太可能在就诊时告知他们接收到了哪种广告。尽管一些广告可以起到非常好的品牌宣传，甚至达到脍炙人口的效果，但我们还是很难确定，究竟花费多少成本来做这些广告才是最合理的。

## 优惠券：发放还是不发放?

有些人认为，降低服务的价格会削弱服务及品牌的价值。在这种情况下，使用价格激励措施去诱导患者不是一个好的选择。如果高昂的定价意味着顾客能够获得高质量的产品，那么品牌广告或许是一个更好的选择。

### 第一步　树立品牌

许多推广专家都会强调树立品牌的重要性。医疗机构和诊所需要让目标受众熟悉自己的名称、LOGO 及公众形象。这些标志性符号可以是某位著名医生、某个地点或建筑物、某种服务或者某个特色。这些就相当于一个故事的"背景设定"，而接下来就是制订故事的"具体内容"。

首先我们需要探讨，是什么驱动患者前来问诊。患者教育非常重要，这可以让他们了解诊所的优势所在，也可以在本地社区建立声望。

需要注意的是，树立品牌的是消费者，而不是公司。消费者会自发形成对企业的印象，并对其品牌赋予相应的期望[2]，而公司则通过满足消费者的预期进一步强化这些观念。树立品牌的基础，在于考虑什么是消费者（也就是患者）所需要的，以便让他们在有需要时，脑海中可以立刻浮现某个品牌。

在 1943 年出版的《人类动机理论》一书中，亚伯拉罕·马斯洛（Abraham Maslow）将人类需求划分成五个等级（图 6-1）[2]。其中，生理需求包括人类生存所必需的事物；安全需求包括个人健康、家庭和工作等能给予我们安全感的事物；爱和归属需求包括亲情、爱情和友情；尊严需求包括自尊、自信、成就和尊重他人等；自我实现需求包括全面实现人类潜能和个人成长，而这种需求是主观性的，可能不是所有人都能实现。

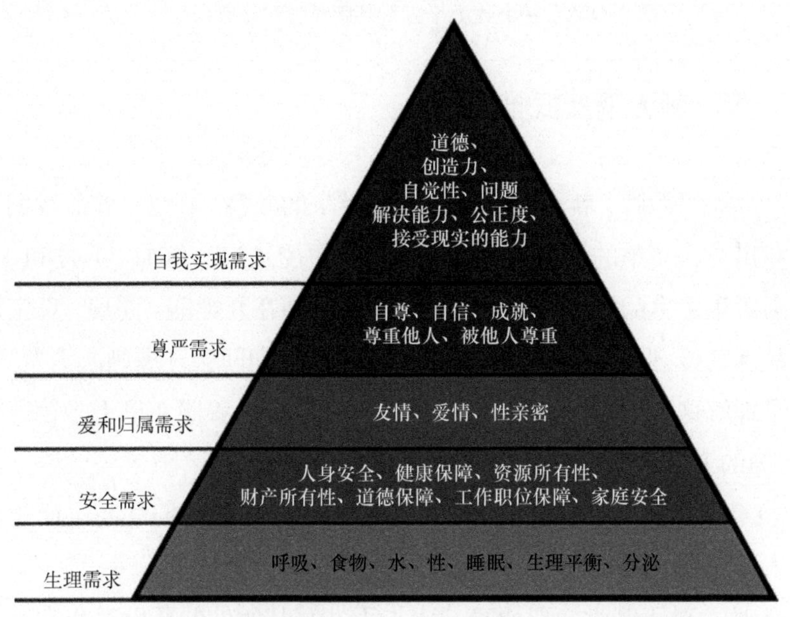


图 6-1　马斯洛的需求层次理论。生理需求位于金字塔的底端，而精神需求则位于较高层级

经许可重印自 Creative Commons Attribution-ShareALike 3.0 Unported Factoryjoe

在这个金字塔中，每跃升一级，人类的需求就越脱离生存本身，而更加关注精神追求。如果可以考虑到消费者在每一层级的需求，并且设法满足这种需求，这样的推广就会获得成功。好的推广必须要让产品从竞争中脱颖而出，并成为满足某一需求的唯一良方（图 6-2）。

Laser Eye Center
Call Us
REQUEST AN APPOINTMENT
CONTACT
OUR BLOG
Dr. Lee
1 LASIK PROCEDURES
2 CATARACT PROCEDURES
3 ADDITIONAL PROCEDURES
4 OUR DOCTOR
5 NO MORE READING GLASSES
Clear, Crisp Vision At Any Age
Eye Care Huntsville Lasik
Dr. Danny Lee's primary focus is on improving your vision, which in turn, will dramatically improve your quality of life. As a highly trained corneal specialist, Dr. Lee, has a wealth of experience effectively treating ophthalmic conditions, no matter how complicated and complex they may be. Dr. Lee has dedicated his life to providing patients with safe solutions to their refractive and ophthalmic needs.
Quality patient care, precision, and superior results are what you can expect with Dr. Danny Lee. Laser Eye Center is one of Huntsville, Alabama's most advanced, and is unique in that the campus is also home and provides your family a complete range of comprehensive eye care services. Whether you're just looking into vision correction options or recovering from surgery, Dr. Lee's compassionate staff is there to hold your hand every step of the way. They make your comfort a priority and will educate you about what to expect during treatment.

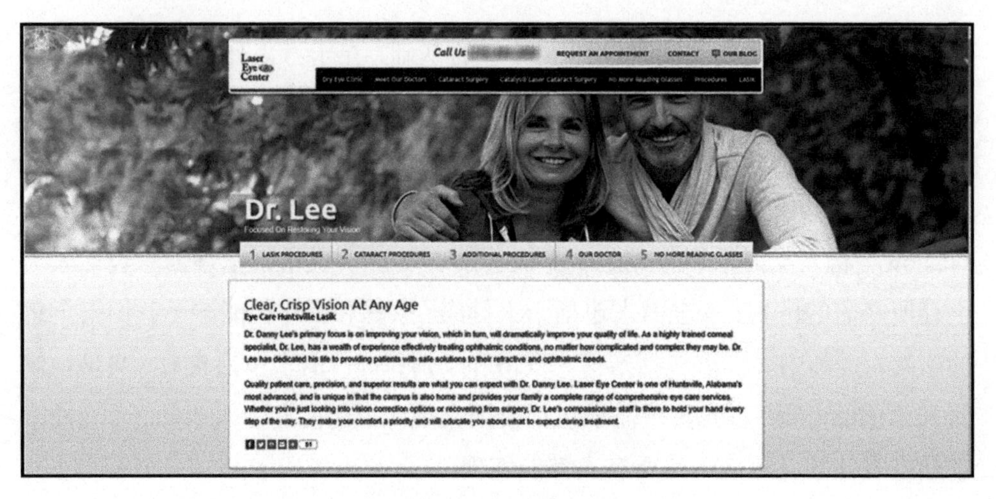

图 6-2　一个致力于打造品牌声誉的诊所网站

## 第二步　刺激消费式推广

一旦建立了品牌，就可以收获品牌所带来的效益。在这一步，我们要积极策划，找出在一年中的不同时段哪些服务会更受欢迎。例如，1 月和 12 月一般是视力矫正手术的旺季，而儿科服务的旺季则在开学前。同理，珠宝店会常年进行品牌宣传，但是在感恩节、母亲节和圣诞节期间会开展刺激消费式推广。

为了理解这些推广活动背后的心理学原理，可以参照亚里士多德所提出的“人类行为的七个动机”[2]：

1. 机会：不要对目标客群置之不理或者被动等待他们联系，而是要主动对目标人群进行品牌教育。

2. 天性：对于刺激消费而言，人类天性及其所处的环境都非常重要。因此需要确保推广活动契合人们的习性。

3. 冲动：在如今这个崇尚及时行乐的社会中，很多人会因为产品和服务唾手可得，而选择冲动消费。因此，为目标客群提供尽可能简便易得的产品和服务，也会增加销售转化率。

4. 习惯：许多日常生活中的潜在习惯会影响人们的行为。为消费者设定预期，并且不断满足这种预期，可以增加他们对品牌的信任并促进消费。

5. 原因：人类行为背后的原因可能是理性，也可以是非理性的。理性的思考更适用于低层次的需求，而非理性的则适用于高层次的需求。为了让消费者做出消费的决定，推广者需要为他们提供相应的动机，而这通常要诉诸人们的情感需要。

6. 激情：也是一种情感。如果能找到激励人们采取行动的情感要素，他们就更有可能采取行动。

7. 渴望：在了解目标人群的愿望和需求后，可以将产品和服务与其进行匹配。通常这种渴望会是一种理想的生活方式、个人的目标或心愿。

如果能把上述几点融入推广活动中，将会看到令人满意的成果。

在确定推广的具体内容之后，还需要选择相应的宣传媒体。在设计刺激消费式推广策略时，还应考虑到以下几点[3]：

- 推广活动应以行动为导向。
- 制订有说服力的文案。
- 包含鲜明的视觉效果。
- 制造一种紧迫感。
- 确保推广的产品或服务简单易得。

使用具有行动导向的词汇，可促使受众采取相应的行动（图 6-3）。在描述产品和服务时，应做到尽可能清晰和详细，以减少造成误解的可能。最好能通过一个链接让顾客一键跳转至官网、联络电话或 APP。为了达成推广目标，在措辞时应只给顾客安排一个“任务”，如“现在预约免费咨询”，而不是“来电或者访问我们的网站来预约免费咨询”[4]。设立一个时间或者数量限制，可以鼓励顾客尽快行动起来。为了消除顾客的疑虑，在文案中也应当直接戳中他们的痛点，如“现在就打电话了解 LASIK”。明亮的色彩和动态的画面可以吸引受众的注意，但需要注意不要把界面设计得太过花哨以至于模糊了重点信息。在描述具体产品或服务时，要使用大号字体进行强调。

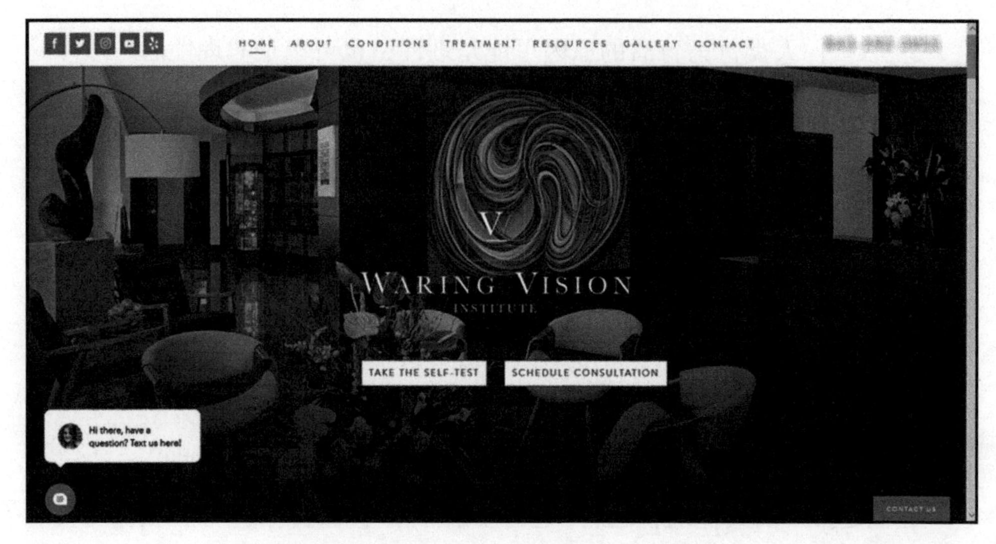


图 6-3 一个推广活动的网页案例。该网页提供客服咨询、自我检测引导、预约和联络功能。这些选项位置突出，无须滚动页面就可点击

经许可重印自 the Waring Vision Institute

还需注意，刺激消费式推广的重点在于鼓励人们采取行动。然而，如果我们过于频繁地强调这一点，人们就会逐渐对这种信息置之不理或者有意回避。因此，这种推广只能间歇性地穿插在品牌推广中。可能有一些人认为，这种推广会降低品牌价值而很少采用。一些高端的诊所可能只有在患者讲座或是产品发布会等场合中，才会推出刺激消费式的推广活动。

（朱 伟 译 陈晓蓓 赵 耀 校）

## 参考文献


1. Proud Media. What is the difference between a branding and call to action? Published February 10, 2014. Accessed August 4, 2020. http://www.proudmedia.com.au/difference-branding-call-action/.
2. Gunelius S. The psychology and philosophy of branding, marketing, needs, and actions. Published March 5, 2014. Accessed August 4, 2020. https://www.forbes.com/sites/work-in-progress/2014/03/05/the-psychology-and-philosophy-of-branding-marketing-needs-and-actions/#1514e8d9725a.
3. Sukhraj R. Call-to-action examples: 17 designed to earn clicks and generate leads (Updated for 2020). Published November 29, 2019. Accessed August 4, 2020. https://www.impactbnd.com/blog/examples-of-calls-to-action-for-lead-generation.
4. Printwand. 14 tips for writing the best call to action (with examples). Published January 2, 2013. Accessed August 4, 2020. https://www.printwand.com/blog/14-tips-for-writing-the-best-call-to-action-with-examples.

# 第 7 章

## 口碑推荐：我们如何赢得患者口碑？

Catherine Maley

毋庸置疑，患者的口碑推荐是眼科服务最有力的广告，同时也是最省钱、省时、省力的推广形式。

在选择医疗机构时，人们通常非常看重他人的推荐。如果有患者向自己的亲朋好友推荐了一个诊所，这些人便会成为宝贵的潜在客户资源。通常，这种客户不会对价格那么敏感，也更可能会成为忠实客户。口碑推荐不仅能提高就诊率，降低外部推广费，还能促进诊所的业务发展。那么，如何引导患者进行推荐呢？

患者的推荐不会凭空产生，我们需要运用创意才能巧妙地树立和赢得口碑。当然，每家诊所一般都能获得一些忠实客户的推荐，但我们的目标不仅仅局限于培养一小批忠实客户，而是要让每一位患者都成为忠实客户。

为了实现这一目标，在日常工作中就要将打造患者口碑作为重点，并制订相应的步骤与战略。

### 为患者提供“五星级服务”

为了赢得患者的自发推荐，首先要确保患者对诊所的优质服务印象深刻。这意味着需要让员工记住：让患者满意是工作的第一要务。只有维护好患者关系，才能赢得良好口碑。因此，应定期与员工沟通，强调热情接待每位患者的重要性。此外，要确保来访电话在铃响三次内就要接听，如果答应患者回电就一定做到，不要让患者等待。只要尊重患者的时间，认真对待他们的关切，患者自然会向自己的亲朋好友大力推荐。

## 对患者推荐进行网络追踪

如果想要了解有哪些患者推荐了诊所的服务，就必须先追踪相关的信息。通过收集患者的网络信息，才能知道有哪些人真的做了推荐，又有哪些只是口头说说，并没有实际行动。同时，我们需要了解哪些新患者是通过他人推荐预约了问诊。使用功能强大的算法可以帮助我们了解推荐人和被推荐人的详细信息及付费状况。

## 与患者沟通

与患者沟通时，首先要让他们感受到由衷的关心，然后再切换到医生与患者的身份，这样才能让他们真正感到满意。在讨论患者的病症前，先花几分钟关心患者的生活，如问问患者的家庭情况、职业或者患者信息登记表中有趣的事情等。

与患者交谈时，要能记住他们的名字、保持眼神交流，并通过提问的方式让他们打开话匣子。重点在于先与患者建立信任关系，让他们感觉自己受到关心，从而放松下来，敞开心扉，更多谈论自己的事情。如果可以用这种方式打动患者，也许就会有意想不到的收获。如果碰巧哪位就职于媒体行业或者大企业的患者对服务感到满意，他们很可能就会向公司推荐，把诊所的服务纳入员工福利中。

试想一下，我们每个人的社交圈大概有 250 人，其中包括朋友、家人、同事和邻居等。如果每位患者都向 5 个熟人进行推荐，这 5 个人再告诉另外 5 个人，那么可以想象，这将会带来相当多的新客户。

要记住，只有志趣相投的人才会成为朋友。我们都希望那些“优质”的患者可以引荐更多的患者前来就诊，但这种宣传并不会凭空出现。必须要明确告诉患者，我们希望能够获得更多的推荐，并保证会认真为他们的亲朋好友服务。

## 社交网络

有一些医生会通过自己的人脉推动诊所的发展。认识对的人，往往会达到事半功倍的效果。擅长社交的医疗从业者，可以通过参与社交活动找到理想的患者人群。在社交时，应确保其他人都了解诊所的业务范围和具体服务，并在名片上印有相关信息。

我们也可以选择从周边的人群入手，如与其他科室的医生建立良好的关系，以便互相推荐患者前来就诊。同时，也可以通过在非正式场合发放名片等方式来寻找合适的患者。

我们也可以让员工在他们经常去的地方进行宣传，如与诊所附近的理发店和健身房老板搞好关系，把这些临时的关系网变成有效的口碑推荐渠道。如果对方允许，可以请他们在店里放置诊所的名片或者海报。而作为回报，可以为他们推荐顾客或者为患者提供一个优惠价。

## 融入本地社区中

通过参与社区活动，我们可以在社区中树立良好的形象。参与有意义的公共活动不仅可以带来成就感，也有益于社区的发展。如果现在还没找到感兴趣的公共活动，可以先参考以下建议。

为了扩大诊所在当地的名声，可以考虑为当地的运动队提供服务。此外，还可以找到那些在当地非常活跃的社交名流，与他们建立良好的关系。如果可以融入这个小团体，那么这些人将会成为诊所的忠实客户，并引荐更多的亲朋好友。

## 注重内容推广

因为内容产出是互联网推广的核心,所以要在不同的媒体平台大量产出内容，以便现有患者分享到朋友圈，或者吸引新患者关注。例如，在患者允许的情况下，可以将 LASIK 的问诊视频上传到视频网站，也可以将其剪辑成几个短视频。在视频介绍页面加入广告标语，如“点击此处预约免费咨询”，这样在观众点开视频时，也会跳转到预约界面。

当然，也可以其他方式利用这些视频，如将患者咨询的内容转录为文字，编辑成文章或新闻稿，并通过邮件推送给现有的患者群，并标明分享渠道。这种方法的重点在于将同一内容通过不同渠道进行推广,以增加诊所在网上的曝光率。

## 社交媒体展台

为了鼓励患者参与到诊所的宣传中,也可以创造一些轻松有趣的活动。例如，定制一款印有诊所 LOGO 的展板，将其安放在缴费处旁边，患者可在此处与医疗人员拍照，也可以请患者录制一段推荐视频并上传到脸书（Facebook）、照片墙（Instagram）、色拉布（Snapchat）等平台。不过需要注意的是，如果需要用这些照片或视频进行线上推广，首先要获得患者的许可。

## 患者教育

一些潜在患者可能已经在网上查阅了很多眼科手术相关的内容,但是未必从医生那里了解过具体的信息。因此我们可以用手机或其他设备拍摄一些短视频，以医生的身份介绍手术的好处及其过程。

此外，还可以使用网络会议平台来举办专题讲座，解释手术的流程，并通过提供免费咨询的方式鼓励患者迈出下一步。

我们可以邀请现有的患者参加讲座，并请他们推荐更多朋友来了解。讲座的视频也可以用来作为互联网推广的内容，以便吸引更多的潜在患者。

## 对积极推荐的患者表示感谢

不要认为患者的推荐是理所当然的。我们必须要对那些积极推荐的患者表示由衷感谢，而不仅是发送一封自动邮件应付了事。以下列举一些感谢患者支持的方式：

- 让员工致电或者亲自致电以表谢意。
- 赠送亲笔书写的感谢信。
- 赠送礼品以表谢意。

有奖励就有激励，对推荐人表示由衷的感谢会鼓励他们推荐更多的人。

## 建立多次推荐奖励机制

对于那些多次引荐他人问诊的忠实患者，应当设立一个特殊的奖励机制。这些患者不仅会经常前来问诊，甚至与诊所的工作人员也能打成一片。他们也许就住在附近，经常会在健身房等场所碰见，他们的孩子也许跟诊所员工的孩子上同一所学校。只要聊到眼科相关的问题，他们都会积极为周边人宣传诊所的优质服务，并提供诊所的联系方式。

就像生活中的其他事情一样，患者推荐也遵循 80/20 定律，即 80%的推荐来自 20%的患者。通过设立一个多次推荐奖励项目，可以进一步提升就诊率。但同时也要注意，如果优惠的力度过大，可能会导致某些患者做出投机行为，造成弊大于利的结果。如果患者只是希望通过推荐换取优惠，那他们很可能会推荐并不合适的客户前来问诊。我们需要的是那些真心认同诊所服务的患者，而不是那些只为手术费折扣的人。

## 积极提醒患者做出推荐

在与患者的沟通中，应时常提示患者我们很看重他们的推荐。例如，在活动邀请函中鼓励他们带朋友一同参加，或在网站、博客或推文中添加“分享给朋友”的选项。在诊所的接待区也可以设置醒目的标识，并在与患者的往来信件中加入诊所的名片，以鼓励他们对外宣传。这种提示的次数越多，患者越可能跟朋友提及并推荐诊所的服务。

## 黄金法则

患者之所以向亲朋好友做出推荐，必然是对治疗结果及服务感到开心满意。因此，需要确保每个患者在问诊和接受治疗时都能得到难忘的体验，这样他们会自然而然地向他人推荐。

（邱　平　译　陈晓蓓　校）

# 第 8 章

# 眼科推广与销售策略的协同

Kane Harrison

好的推广策略能推动销售额的增长，但这说起来容易做起来难。在这个日新月异的时代，消费者的关注点也在不断变化。因此，眼科推广和销售人员面临的任务十分艰巨。

在处理诊所的日常工作中，眼科经营者需要兼任数职：一方面在运营、推广、财务、人力资源等方面做出决策，另一方面还要接受患者咨询，开展高难度的手术。由于现在大众普遍文化教育水平较高，他们在眼科服务方面也抱有更高的期待。在眼科经营中，加强文化建设和提升收入是两个可以重点关注的领域。本章将阐述如何将市场推广和销售策略进行有效对接，以便将眼科经营推向新的高度。

协调市场推广和销售策略的重要性不言而喻，但这个工作比大多数人所认为的要更复杂。人们通常只关注销售和市场推广的常规操作（如定位目标群体和制订广告内容），而忽略了两个团队之间工作方式的调整（如客观沟通、数据分析，以及整体的方向性和批判性思维）。如果想要制订以结果为导向的推广和销售策略，这些方面至关重要。传统的眼科推广侧重于常规操作，因此其效果也不够明晰。然而，如果在推广工作中纳入对工作方式的考量，就可以将经营的关注点放在具体的结果上，如投资回报率、患者问诊率，或者手术完成度。为此，需要引导推广，销售部门的主管要采用一种经营者思维，而不是员工式思维。经营者会很关注企业的营收状况，而员工往往不会深入思考自己的工资是怎么来的。但这并非员工的问题，而是陈旧的管理体系遗留下来的过时观念。“经营者思维”是笔者多年来一直使用的策略，也是眼科推广人员唯一的进阶之路，甚至可以说是未来市场推广和销售的大趋势。

展望未来的最佳方法就是回顾过去。在现代市场推广创立之初，一个基本原则就是“AIDA”，即“吸引注意力”（Attention）、“提升兴趣”（Interest）、“刺激需求或决策”（Desire or Decision）和“采取行动”（Action）。在市场推广中缺少了其中任何一个环节，整个推广计划都不会成功。

AIDA 这一概念最早是由美国广告和销售先驱伊莱亚斯·圣埃尔莫·刘易斯（Elias St. Elmo Lewis）提出的。早在 1899 年，刘易斯就强调要“吸引人们的注意力，唤醒他们的兴趣并说服他们购买”。在《广告标语和争论》（“Catch-Line and Argument”）一文中，他提出广告至少应遵循的三个原则：“广告的任务首先是抓住读者的眼球；接着唤起读者继续浏览的兴趣；最后让读者看完后深以为然。一个广告包含这三个要素才算成功。[1]”

这三个原则与现行的 AIDA 原则差距不大。尽管刘易斯的思想比其时代更加超前，但他也未必能预测到当今社会文化、通信和技术发展之迅猛。尽管这一原则本身没什么变化，但消费者的消费方式已经发生了巨大变化。

为使推广与销售策略保持一致，要先定义“推广”和“销售”这两个术语。推广指的是在产品的开发和交付过程中，为顾客、客户、合作伙伴和整个社会带来经济价值的一系列活动及其过程和体系。销售指用金钱交换商品的过程，也就是贩卖物品的行为。

在很多企业中，销售团队经常会抱怨产品很难卖掉，而推广人员则认为是销售团队表现不佳。过去，推广团队会通过广告牌、电视、广播和报纸等一系列传统宣传渠道使公众对产品和服务产生兴趣。他们的工作就是刺激人们即刻消费并树立品牌，而销售团队也会从早期就接手相应的工作。在之后的环节中，两个团队则分头开展各自的工作。

随着消费者关注点的转变，数字推广开始崛起，并使推广活动变得越来越有效。目前，在销售漏斗的每个环节，企业都会设定相应的推广内容，而这些内容已成为销售团队的利器。为了使这种转变带来实在的成果，企业还需要完成几个重要的任务。

一方面，销售团队和推广团队需要进行有效沟通。企业应制订一套用于项目申请和获取内部信息的清晰流程。很多高效的企业都会采用像 Slack（www.slack.com）和 Basecamp（www.basecamp.com）这样的云端管理工具，作为企业内部的主要沟通方式之一。如果仅依靠电子邮件来跟踪团队之间的工作进度，那么结果通常都不尽如人意。如果企业没有条件将内部项目整合到像 Salesforce 这样的云端平台上，那么像 Slack 这样的平台也可以帮助管理人员实时有效地监督团队的项目进程。

推广团队需要对销售流程非常清楚，其中包括如何与客户交谈和团队所使用的销售资源。很多销售人员都对产品不够了解，而我们需要意识到，单纯地向客户推广产品，与深入了解患者的需求和困难再进行推广的效果完全不同。

销售团队必须充分了解推广团队的优势和创意所在，并按照项目的优先顺序为推广内容的效果提供反馈。很多销售人员不相信推广团队的工作其实提升了品牌认知度。如果企业拥有一个强大的推广部门，销售人员就不必再重复销售漏斗模型最上层的传统推广活动，如打电话、发邮件、发短信等，而是关注更高效和高价值的活动，充分开发推广团队提供的优质客户。

无论是销售团队还是推广团队，所有员工都需知晓销售漏斗模型的细分目标及总体的销售策略预期。在项目初始阶段，就应鼓励销售和推广团队从宏观角度对策略进行讨论，以便提早识别并消除潜在的隐患。关于策略的讨论，以下几点必不可少：

- 制订一个可对应患者消费流程不同阶段的策略。通过分析这一过程整合团队思维，并鼓励团队从早期阶段就协调配合。
- 明确关键的消费转化时机和跳变点。没有销售人员会希望自己的顾客中途反悔。
- 充分考虑决策中的时滞性，不要给潜在患者犹豫的理由。为避免潜在患者在某一销售阶段停滞不前，在沟通过程中一定要确保信息通畅和准确，如通过提供宣传手册等方式帮助患者做出决策。

- 归根结底，患者拥有最终的决定权。在此过程中，销售团队的责任在于尽可能剔除主观性的影响因素，帮助患者在医生的指导下客观地做出决定。
- 消费者所购买的 90%的产品和服务都是非必需的，因此要在每个接触环节都提醒患者购买这些产品的必要性。只要我们具有足够说服力，就足以打消患者的疑虑。
- 回顾在整个推广和销售过程中，两个团队在创收和吸引新客户方面都做了哪些贡献。

下一步则需要创建一个销售渠道，以明确各项活动每一环节的细分目标。每项活动都应为销售和推广人员设定不同的目标，这通常也是两个团队分歧最大的地方。此时为了保持团队目标的一致性，两个团队需要进行客观的沟通、设立可行的目标、参考真实的数据，而不能依靠主观化的交流和非常规的表述。同时应设定一份时间表，帮助确定销售和推广团队的各项活动时间点和职责分工。

## 优先改进事项的检查清单

以下是一份推广任务清单，可用于制订有效的推广策略并改进工作流程，从而与销售目标保持一致。

### 步骤 1：经营目标

- 明确销售和推广策略的共同经营目标。
- 经营目标必须清晰易懂。

## 步骤 2：目标市场

- 开会讨论“患者细分”的问题，统筹考虑销售和推广团队的不同意见。通过分别聆听两个团队的意见（或者采用换位思考的方式），找出两方的分歧所在。
  - 对人口特征、消费行为、消费需求、价值取向、文化风俗和习惯偏好进行讨论。

## 步骤 3：确定解决方案

- 将能提供的解决方法与患者的需求一一列出，由此得出一系列可行的服务方案。同时考虑下列问题：
  - 患者需要什么？
  - 如何向患者提供解决方案？
  - 应向患者提供什么产品或服务？

## 步骤 4：抢占策略高地，寻找独特卖点

- 通过思考以下问题，分析核心品牌价值和患者预期效果：
  - 患者愿意支付的价格是多少？
  - 他们是否要求疗效立竿见影？
  - 他们对产品和服务的品质有要求吗？
- 借助以下信息判断自己的公司在市场中所处的地位：
  - 以竞争者视角比较核心优劣势并寻找己方机遇，从而形成有别于其他公司的独特卖点，这是企划和销售活动的关键点。
- 需要注意的是，我们不仅要向潜在患者推广和销售产品及服务，同时还要超越其他竞争者，这样才能将推广和销售的目标统一起来。

## 步骤 5：将推广目标与销售目标相结合

- 根据经营目标、客群/价值细分和成交回头率，计算达到营收目标所需的新客户数量和客户留存率。
- 某些特定市场的获客成本可能过高，可能需要及时调整方向。

## 步骤 6：市场推广策略

- 首先，从广义策略框架来看，应先完成以下工作：
  - 识别核心推广渠道。
  - 明确推广渠道背后的目标。
  - 整合不同的推广渠道。
- 推广渠道既包括社交媒体、搜索引擎、电子邮件等线上传播方式，也包括赞助、活动策划及直邮广告、展板、电视、印刷媒体等传统的广告宣传形式。
- 深入挖掘不同的推广渠道，然后巧妙地整合不同渠道的方法。
- 保持渠道间的信息互通。

## 步骤 7：推广计划和活动策划

- 总体策略一旦确定，下一步就要制订推广计划。该计划需与销售活动及总体经营目标保持一致。以下是一些在企业内部消除推广与销售团队隔阂的技巧：
  - 统一目标：只有理解了营收目标和内容目标，两个团队才能更好地把握下一步的工作走向。所有人都必须清楚推动营收增长的要素，因此要鼓励推广团队旁听销售电话和销售会议，这样推广人员将更了解吸引患者购买或导致销量下滑背后的因素。了解销售团队的经验将使推广团队获益无穷。

- 促进沟通：富有创造力的推广团队可以从多个角度看待问题。可以从销售队伍中抽调一些人员来处理客户需求，以便迅速建立客户信任、提升推广效率。定期召开销售和推广团队会议，让两方就项目现状、未来计划和亟待解决的问题畅所欲言。
- 将渠道与营收目标相结合以实现真正的协同工作：推广团队与销售团队的合作不应仅局限于产品方面，也应体现在业绩上。如果两方能共同承担实现营收目标的任务，那么将会实现经营目标的一致性。
- 优化投入结构：在数字渠道营销方面，推广人员需要参考和分析大量具体的数据，但他们往往不清楚哪些内容可以帮助销售人员促成交易。因此，推广人员有必要了解销售内容，尤其是那些与营收直接挂钩的，如此才能够投入更多资源到这类内容中，并让销售团队对推广工作建立起信心。
- 满足客户对消费体验的需求：作为消费者，其消费体验和消费预期会直接影响其消费行为。在非必要的情况下，患者往往倾向于自行获取信息，而不愿意和销售人员打交道。大多数销售团队不能及时跟上患者需求的变化，而推广团队也不关注销售人员和患者沟通的过程或如何为他们提供帮助。因此，推广团队应与销售团队密切合作，提供以内容为导向的销售方案，从而使销售人员与患者沟通时更有方向性。关注患者体验对于协调推广和销售工作来讲至关重要。
- 培育文化：除了聚焦营收、数据分析、患者及患者体验之外，营造共同协作的文化氛围也十分重要。团队之间应以客观求实的态度互相理解和支持，在失败时共同吸取教训，在成功时互相鼓励。

## 结论

统一推广和销售策略看似艰巨，但只要让两方各司其职，势必能搭建起一条畅通高效的沟通渠道。许多经营者在理论上深谙此道，实践中却举步维艰。

高效沟通如同跳舞，一开始舞姿可能歪歪扭扭，但在有人引导之后，动作慢慢就会变得协调。同理，企业管理者时常会感觉需要亲自控制局面，但这往往是由于管理者自己想要建立存在感。如果想要确保高效的沟通，领导就需要"放手"并相信自己的团队。即便事先已经编好了舞，也最好让推广和销售团队自行磨合一段时间。

（邱　平　译　陈晓蓓　赵　耀　校）

## 参考文献

1. Lewis ESE. Catch-line and argument. *The Book-Keeper*. 1903;15:124-128.

# 第三部分

# 眼科推广工具

# 第 9 章

## 传统服务推广

Michael Malley，Jeremy Westby

传统推广指的是在网络和移动端推广出现之前所采用的推广方法,包括有线网络电台、印刷媒体（报纸、杂志和直邮广告）、广播广告和户外广告牌。几十年来它一直是广告和服务推广的主要形式。

虽然在当今数字推广的时代,这种推广模式可能看起来很传统,但是对于眼科推广目标受众（即 21～70 岁人群）而言，很多人仍会收看当地电视节目、在通勤的路上收听广播,或者路过电子和印刷广告牌。尽管传统报刊的读者数量已经显著下降，但这些出版物电子版本的读者群却在不断壮大。

现今,运用传统模式的推广人员面临的一个关键挑战就是无法量化分析电视、广播和印刷媒体的效果。传统媒体可以预估观众、听众或读者数量，但没有确切数据作为广告定价的依据。因此，如今的有线电视台、地方电视台、广播电台、报纸和杂志会提供电子推广渠道作为传统服务推广方式的补充。现在电视台会在直播和点播节目中插入广告，而观众只有在观看广告后才能观看节目。

为了弥补实际观众数据的缺失，广播电台现在也会提供电邮广告和活动推广等直接面向听众的渠道。同时，他们还可以通过分析节目播出时间与相关网站流量之间的关联，评估广告的总体效果。为此，电台需要获得诊所的授权才能访问后台数据。广播广告也可以涵盖播客、流媒体和语音激活设备。

和传统媒体合作时，也可以利用“免费推广”的机会（如采访和其他形式的报道）来增加曝光度和树立品牌。虽然这些推广形式一般比较简短，但是和投入的时间相比，其回报相当可观。相关的电台报道也可以刊登在诊所的手册或者线上推广平台上，以进一步提高诊所的声誉。

为了更好地利用传统推广方式，必须了解推广的目标人群和竞争对手。首先要确定想要吸引哪些人群。如果目标受众是20～30岁的群体，就应该好好利用数字媒体。大多数00后现在都很少使用传统媒体，他们需要快速简短且个性化的信息。如果不能在15秒内让他们对某个广告招牌或者社交网络广告产生兴趣，就无法获得他们的关注。

广告和市场推广机构通常拥有本地区甚至是全国的推广数据。他们可以统计目标地区的人口数据，并找到最有效的推广渠道，以便将广告推送给那些最有可能在观看后就购买的人群，以及会在近期购买的群体。在数字推广领域，甚至可以选择向那些已经看过竞争企业广告的潜在客户推送广告。

接着是找出最具性价比的推广方式。虽然许多广告商建议只在数字渠道和社交媒体上投放广告，但是传统推广渠道也不应该被忽视。如果利用得当，传统媒体也可以具有很高的性价比。因此，应选择最适合自己预算的传统推广模式，并将其与社交媒体和网络推广结合起来。

下一步是传达有强烈号召力和吸引力的推广信息。由于现今的推广成本高昂，必须要及时确定哪一类创意广告可以带来最好的效果。这可以通过“对比测试”或“A/B测试”来实现，即在保持同样广告频率和花费的情况下，通过更改推广内容或设计对比不同广告的效果。持续进行这种测试有助于确保广告的创意性和有效性。

传统推广中还有一个有效的方法，就是使用代言人。如今，由于“网红”的公众影响力巨大，企业也会邀请他们来代言产品。在眼科营销中，代言人和网红通常愿意用免费的手术来代替代言费。如果是这种方式，就一定要和代言人签订合同，并根据他们的屈光手术金额来确定合同内容。此外，一定要向诊所所在的医疗管理机构咨询关于患者代言的具体规定，确保让患者、代理人或网红签署为期至少一年的合同，让诊所可以全权在传统媒体及社交和数字平台上公布他们的照片和发言。但同时也要注意，由于网红时刻会受到大众的关注，他们自身的不良行为也可能会给诊所的声誉带来负面影响。

电视（无线和有线电视）推广是一种高效且稳定的传播方式，可以通过提高品牌知名度吸引顾客。这种方式最适合面向大众进行推广，其效果极为可靠，也有相应的衡量指标。由于电视是一种广为普及的家电，它在推广大众消费品方面成绩斐然。根据准确的市场数据设计的电视广告，可以使广告效益最大化。然而，电视广告也有缺点：传统电视广告的主要指标，即总收视率，是通过估算得来的。因此，广告商无法知道那些“理论上”的观众是否真的看到了广告。而在受众信息方面，除了年龄和人口解构数据以外，其他的信息寥寥无几。随着人们越来越多地使用视频点播和节目回放功能，电视广告的效果也在减弱。许多电视节目都将老年人和低收入人群作为目标群体，由于在黄金时段看电视的人越来越少，这也不再是一个最佳广告投放时间。随着电视广告时长的增加，广告扎堆的现象也越来越明显。现在人们可以通过各种设备在网上或 APP 上收看电视节目。除了传统的有线电视广告外，还可以通过全国电视台、地方电视台、视频点播等方式向 1 亿多家庭用户进行推广。尽管有 68%的品牌计划在未来一年内将数字平台受众数据整合到其电视广告营销中，但目前只有不到 1/3（28%）的品牌做到了这一点[1]。

广播（地面和互联网广播）听众的忠诚度较高。在过去的十年里，由于人们的通勤时间增加，收听广播的人数呈指数增长。研究表明，广播广告仍然是业界投资回报率最高的行业之一。媒体规划师可以通过调研来了解用户收听的内容及时间，并利用这些数据提供推广服务。然而，广播推广也有缺点：由于听众经常快速切换电台，人们接收到的信息是碎片化的。卫星广播、网络直播和下载也从传统广播电台那里分流了大量的受众份额。近年来，一些合并后的广播公司，如 SiriusXM、Pandora 和 iHeartRadio（即以前的 Clear Channel；iHeartMedia, Inc.）等，也开始整合传统广播、卫星广播和网络电台。除了传统的广播电台，其实还有许多途径可以接触到这些用户。广播广告的优势在于能够以较低的费用锁定目标群体，频繁地播放信息，并在本地社区颇具影响力；其缺点包括缺乏视觉刺激，并需要同时利用多个电台和节目形式来进行推广。此外，通常只有在高峰时段（即早上和傍晚）听众较多，其他时间则听众较少。

在利用广告牌进行推广方面，就美国而言，广告牌主要出现在各地的高速公路、十字路口和交通要道上。现代的广告牌包括传统的静态广告（印刷广告）、电子广告和三视图广告（展板面向三个不同方向）。电子广告可根据推广需求实时更换内容，如按照时间、天气、体育成绩，或其他信息提供定制内容。广告牌的字数一般不应超过 7 个字，且字数越少、字体越大越好，其传递的信息应是有力且可信的。研究表明，当在推广中纳入户外媒体时，可增加 40%的搜索回报[2]；在户外广告上每花费 1 美元，社交媒体和数字媒体的激活量将增加 4 倍[3]。而当消费者在户外媒体上观看一个广告后，在手机上观看同一广告时做出回应的可能性要高出 48%[4]。

纸媒推广包括报纸、杂志和直邮广告。这一类广告的优势在于其“触感加成”，因为这一类实体广告可以拿在手上阅读或转交给他人。此外，制作直邮广告、优惠券、名片或销售单这样的纸质材料也比较容易。印刷品不会滚动播放使读者分心，因此可以达到实在的传播效果。很多地方日报和周报都提供广告刊登服务，并有相应的报价标准。报纸可以说是最昂贵的推广方式之一，有些报纸的报价高达每一千张半页广告 25 美元。需要注意的是，现在人们近 30%的报纸阅读是在网上进行的[5]。

相比之下，最昂贵的推广手段还是直邮广告。值得一提的是，一项研究发现，直邮广告的促销内容比网络广告的理解轻松度要高 21%[6]。如果有合适的目标客户群，直邮广告也可以触及潜在客户。

虽然短信群发和自动电话推广通常不算作传统的推广模式，但也是另一种直接面向潜在客户的营销方式。大型呼叫中心会通过海量的推销电话建立销售线索，而数据公司会根据地理信息和人口数据为各个品牌寻找潜在客户。不过，这种广告应精准投放给那些已经对某个产品产生兴趣的消费者。

（胡一骏　译　胡一骏　校）

# 参 考 文 献

1. TVA Media Group. TV advertising isn't dead—it's evolving. Published March 2, 2019. Accessed August 4, 2020. https://www.tvamediagroup.com/tv-advertising-isnt-dead-its-evolving/.
2. Out of Home Advertising Association of America. New study: out of home advertising delivers $5.97 in revenue ROI. Published May 16, 2017. Accessed August 24, 2019. https://oaaa.org/Portals/0/Public%20PDFs/2019%20-%20OOH%20By%20The%20Numbers.pdf?ver=2020-03-11-142451-873.
3. Xaxis: The Outcome Media Company. Digital out of home: realizing the potential. Your guide to the programmatic DOOH opportunity and best practices to get started. Accessed August 4, 2020. https://www.xaxis.com/de/wp-content/uploads/2019/07/DOOH-Realizing-the-Potential-Xaxis-Whitepaper-2019.pdf.
4. Traditional OOH and OUTFRONT mobile—a powerhouse duo. Out Front Media. Accessed October 28, 2019. https://www.outfrontmedia.com/media/mobile.
5. Out of Home Advertising Association of America. Media comparison: what are the advantages and disadvantages of the major media formats? How does OOH complement them? Why is OOH advertising a good choice? Accessed August 4, 2020. https://oaaa.org/ProofOOHWorks/SalesTools/MediaComparison.aspx.
6. Dopson E. Direct mail marketing: does it still work in 2019? Published March 29, 2018. Accessed August 4, 2020. https://www.lucidpress.com/blog/direct-mail-marketing-does-it-still-work.

# 第 10 章

# 社交媒体推广手段

John Mickner

由于小企业缺乏足够的资源与特许经营企业和大型连锁企业竞争，他们不仅需要设法留住现有客户，还需要打造良好的口碑。以前，这样的策略足以维持企业的运营和发展。如今，尽管之前的策略依然有效，但企业必须采用额外的服务推广方式才能维持市场竞争力。虽然本书主要是针对眼科领域的专业人士，但书中阐述的原则同样可以帮助到任何其他领域的专业人士。如果您的公司是当地唯一的企业，或者与竞争对手公司相距甚远，前面提到的留住现有客户和口碑推广相结合的策略会起到很不错的效果。但现在，随着大公司不断开展并购、特许经营和有机扩张，市场竞争正在呈指数级增长，并阻碍着小企业的发展。

在上班路上，我们经常会看到电子广告牌和公交车身广告，或者在公司附近听到竞争对手投放的电台广告。不久前，笔者就看到了一块矗立在一座六层楼楼顶的大型广告牌，上面宣传的医疗服务跟笔者某个朋友的公司提供的服务一模一样，而这个朋友的公司就在几百英尺[①]外。广告宣传的这家公司刚进入当地市场不久，但已经是一家市值 10 亿美元的全国性特许经营企业，拥有可观的广告规模和预算。那块大型广告牌十分显眼，上面宣称该公司以最优的价格为当地市场提供最佳服务。当笔者想到朋友每天上下班都要经过这个广告牌

① 译者注：1 英尺为 0.3048 米。

时，心情一下子就变得沉重，并为朋友深感不安：对手不仅来了，而且就坐在自家门口。那要怎么做才能跟这家大公司抗衡呢？

如今的电子服务推广为小企业提供了另一种可能，即通过有限的预算从多个方面对大公司进行反击。小企业可利用社交媒体工具留住患者资源，进行口碑宣传，并接收转诊病例。社交媒体宣传手段一般不需要任何成本或者成本很低，而传统的推广方式可能非常昂贵，并涉及合同承诺。通常情况下，如果想要在传统的服务推广方式上获得大幅折扣，唯一的方法就是签订长期合同。而如果服务推广达不到预期效果，这可能成为一笔赔本买卖。

虽然社交媒体推广模式可能不会直接产生费用，但社交媒体平台的创建还是需要花费资金的。另外，企业需要长期并有效地开展推广工作。可以让现有员工来负责推广，但需注意，负责推广工作的人需要真正喜欢并乐于完成这项工作。优先选择有推广经验或社交媒体运营经验的员工。如果现有员工不符合这些要求，可以考虑额外雇用相关人员，如愿意接受基础工资的当地高中生或大学生。由于现在大多数年轻人都精通社交媒体，也可以去当地提供信息技术培训课程的高中或者大学，优先雇用那些希望参加实习项目的学生。他们可以通过这份工作获得学分，而公司也一般不需要支付工资。负责社交媒体推广工作的员工须充分了解这部分工作对企业的重要性。同时，企业应为表现出色并带来良好效果的员工提供相应的奖励。

企业可以通过各种社交媒体应用程序和平台追踪推广的效果。在笔者看来，与传统方法相比，企业能够以更实惠有效、精准、快速的方式追踪社交媒体推广效果。这样企业主可以更加灵活地制订推广策略，且更快、更轻松地调整推广方法。同时，企业员工和患者也可以参与社交媒体活动，为企业背书。

## 品牌推广至关重要

树立品牌是通过创建一个名称、LOGO、符号和个性来代表产品或服务的过程。当顾客将高价值和高质量的产品或服务与该品牌的产品联系在一起时，该品牌就变得有价值了。品牌在消费者的脑海中留下一个难忘的印象，有助于建立品牌知名度和顾客的长期忠诚度。品牌呈现一个始终如一的形象，可为消费者的预期提供保障。通过达到甚至超过消费者的预期，企业得以维持客户满意度。

企业应将品牌标识建立在产品或服务的关键价值定位之上，这是吸引消费者的重要因素。企业应在所有社交媒体上清晰、简洁地阐明其价值主张，并在此基础上进一步塑造品牌形象。

一方面，品牌标识涉及品牌的视觉设计，包括 LOGO、颜色、字体和其他设计因素。企业应确保在网页和社交媒体中使用一致的颜色，使用不同的字体和 LOGO 会引发不同的情绪，而品牌标识的可读性和可及性也极其重要，有时极具艺术感的漂亮字体并不具有可读性。此外，要确保在所有网站和社交媒体上使用一致的字体和 LOGO。

## 创造品牌知名度

确立品牌的价值定位和形象后，企业可以利用网站和社交媒体来建立知名度，并调查目标群体，确定其所在位置、经常访问的网站及关注的公众人物。

在公司官网及目标群体可能访问的外部网站上发布相关的推广内容。至少每周发布一次最新内容，并保持内容的多样性，为客户提供价值，从而吸引读者回访并了解更多相关内容。

经常发表博客的企业可以比其他企业多获得 97%的业务。先给博客起一个独特的名字，然后与尽可能多的其他社交媒体频道建立连接。通过链接分享，使其他人可以轻松阅读或点击企业发布的内容。发布新闻稿也可以提高企业在谷歌上的搜索排名。此外，还可以发布在线视频和播客。企业在互联网上的推广内容越多，顾客就越容易找到旗下产品。在提升企业的社交媒体影响力时，请不要轻易对品牌做出改变。不要改变 LOGO、口号等与品牌标识相关的任何内容。鼓励客户长期积极地与企业互动，确保及时更新推广信息，这样客户就会愿意持续参与推广活动。

企业还可以通过奖励的方式鼓励老客户带来更多新客户，也可以通过让满意的患者在网上为企业服务提供好评来进行产品推广。有很多方法可以提高客户忠诚度，如让客户带上亲朋好友免费参加患者科普讲座。社交媒体网站是宣传这些活动最有效的方式。有关提高客户忠诚度和推荐的更多内容详见本书后续章节。

## 如何让人们找到企业网站？

让人们找到企业网站最简单的方法就是优化搜索结果。通过采用谷歌的搜索引擎优化算法来增加网站流量，并把一些与发布内容相关的不同关键词或短语组合在一起，然后加入到标题、元描述和标签等内容中。试想一下，人们在谷歌搜索栏里输入什么关键词能够找到企业网站，并进行相应调整。确保当人们找到企业的网站时，也会看到相关的社交媒体链接。

## 口口相传

邀请亲朋好友给企业的网站和社交媒体账号内容“点赞”，并“关注”和积极宣传企业的脸书、推特、领英等推广渠道。在当地媒体举行投票时，动员患者和朋友圈为企业的服务投票。调查一下当地进行各类企业评估的媒体机构，设法引起他们的关注并上榜。如果您的企业被评为行业最佳企业之一，则可以在所有的社交媒体平台上发帖，并让所有关注者转发这条新闻。一年前，笔者在某一平台上发布的一篇文章受到了一些读者的认可和转发，出乎意料的是，这篇文章此后阅读量超过 23 000。

在设计企业网站时，要在一个或多个页面上放置社交媒体账号的链接，并邀请患者和朋友访问企业网站和社交媒体账号。和朋友一起等车或进餐时，也记得让他们到企业网站上浏览最新内容。

此外，要在名片上附上社交媒体信息。对于企业而言，最重要的联络渠道就是名片、网站和社交媒体账号。千禧一代通常会通过社交媒体了解他们感兴趣的公司、产品或服务，并且网购各种商品和旅游服务，或者在网上预约医疗服务。而企业的网站和社交媒体内容越有趣、越新潮，他们就越有可能前来咨询。如果在社交媒体上找不到诊所的相关信息，那他们也不会前来问诊。

除了创建社交媒体账号，还可以加入行业相关的网络社群，参与同行间的交流和对话。这也许不能直接带来患者或潜在客户，但是社群成员之间可以相互推荐客户资源。

## 社交媒体广告

笔者并不是很支持在社交媒体上发布付费广告，但是其效果不能一概而论。人们确实都喜欢赠品、促销和优惠活动，这种回馈客户的方式往往也会吸引更多的客户。设立“品牌大使”计划可吸引更多的粉丝和客户，从而实现销售目标。为了获得折扣或优惠，很多人会愿意担任品牌大使，所以企业不需要额外花费相应的推广费用。

（胡一骏　译　胡一骏　校）

# 第 11 章

## 网站、搜索引擎优化和在线咨询

Michael Weiss

对于现代眼科医疗服务机构，建立与患者沟通互动并传授眼科专业知识的线上网站，是确保长远发展的关键。很多患者是通过诊所网站了解到其品牌的。因此，从眼科推广策略来讲，搭建高质量的网站无疑是一个优先事项。本章将阐述与网站相关的几个话题：首先，分析为什么网页设计的美观程度对于增进网站功能和架构来讲至关重要；其次，讨论网站内容和响应式网页设计，以及如何遵守和执行《美国残疾人法案》，并介绍网站导航等重要的术语和概念；最后，对内容管理系统、网站安全及如何衡量网站的有效性进行详细阐释。

### 网页设计和患者体验

精良的网页布局和外观设计能有效帮助潜在患者解答他们的疑问，并促使其到院就诊。此外，与时俱进的网页设计也将给患者留下深刻印象，增强网页可读性，便于访客快速查找信息。一项最新研究显示，网页设计中最关键的元素是逻辑组织、内容关联性和实用性、功能导航、多媒体设计（包括色彩对比）及网站说明[1]。解决上述问题并把相关元素充分融入网页布局和外观设计后，网站将成为非常有效的推广工具。

优质的网页设计将增强网站的吸引力，最终引流更多患者。研究表明，用户的情感经历与他对网站的好感印象有关。因此，网站的美感设计不容忽视。据斯坦福大学一项针对数千名用户的调查显示，尽管许多其他因素也很重要，但网站外观所传达的专业性是决定网站可信度最重要的因素[2]。虽然对网页的主题颜色等因素没有绝对的标准或要求，但在设计中体现专业性是创建成功网站的关键所在。

为实现诊所的推广目标并与患者产生积极互动，在设计网站时需考虑以下因素：

- 网站导航菜单直观易懂。
- 联系方式和联络表格位置明显。
- 医疗资质信息便于查阅。
- 网页配色相互协调。
- 设计具有高度专业性，并能激发积极的用户情绪。
- 字体和段落间距一致。
- 所用的字体便于阅读。
- 适用于所有设备，包括手机移动端。

患者应从网页中获得积极的互动体验。为确保流畅的网站阅读体验，医疗机构和网站开发者需避免一些常见的误区。以下列举了影响患者体验的常见问题：

- 目标内容难以查找。
- 页面加载速度过慢。
- 字体太小，影响阅读。
- 文字间距过窄，影响阅读和美观。
- 图片文件太大导致网页无法打开。
- 网站导航等主要功能设置不当。
- 手机端使用体验差。
- 《美国残疾人法案》条款执行不到位（该法案自2018年起的执行情况有所增强）[3]。
- 服务热线电话无人接听，导致患者沟通渠道不畅。

- 网站安全性低。

上述问题十分常见。一般来讲，大约 50%的网站编码由在线代码验证器进行验证[4]。然而，在网站开发方面投入高成本并不意味着可以高枕无忧。很多设计和代码漏洞会带来巨大的负面影响。举例来说，如果网页加载时间超过 5 秒，放弃浏览网页的用户人数将会翻倍[5]。这样潜在顾客可能会重新回到谷歌搜索，并进入竞争对手的网站。即使网页加载成功，如果没有清楚地提供联系方式，患者也不会联系医院进行问诊咨询。由于现代网站设计较为复杂，网站设立后需要定期进行测试与维护，才能确保网站正常运作。

## 响应式网页设计的必要性

响应式网页设计可以为不同设备进行网页排版、布局和功能的动态调整。很多响应式布局的网站能够在台式电脑、笔记本电脑、平板电脑和手机这四种设备上提供内容优化展示。动态调整对网站的有效运营非常关键，但这也需要网站开发者进行额外的工作。

在网站设计时，人们通常过于关注电脑端的网页设计。这是因为与网页开发者和医生邮件沟通时，通常使用的就是台式电脑或笔记本电脑。然而，移动端网站客流比例已从 2009 年的不到 1%，攀升至 2018 年的 50%以上[6]。谷歌的一项调查显示，移动端客流的消费转换比例增长非常迅速[7]。由于移动端访客数量日渐庞大，许多网站都会采取“移动端优先”的策略，即网站开发者以满足移动端客户的访问体验为重心，再根据设计结果适应台式电脑的浏览需求。因此，医疗机构应当关注响应式网页设计，尤其是移动端互动式体验的设计。

## 常用的网站构成和术语

眼科机构在聘请第三方公司开发官方网站时，应先详细了解网页设计中常见的功能版块及相关术语。以下列举了一些常用的网页设计相关术语：

- 域名：网站域名通常以.com、.org 等结尾；商业网站常用的域名后缀是.com。
- URL：是在网站地址栏中输入的页面地址。每个 URL 始终有一个域名，后跟一个斜杠（/）和特定页面的标签，其有时被称为 slug。
- 页面：网站由一组独立的页面组成，每个页面都有自己的 URL。
- 网站主机：当访客浏览一个网站页面时，他们看到的信息实际储存在另一台远程计算机或虚拟计算机上。
- 网页页眉：页眉位于网站顶端，所有网页的页眉保持一致。通常包括一个水平导航栏、网站 LOGO、社交媒体图标、联系信息或其他重要链接。
- 导航：主导航是网站中重要页面的结构化链接，让网页访客能随时访问所需内容。
- 主要内容版块：每个网页页面都有显示主要内容的版块，根据需要可以分为不同的部分，有时还包含与该网页内容相关的其他导航、联系方式等信息。
- 网页页脚：页脚位于网页底部。所有网页的页脚保持一致。
- HTML：网站开发人员在设计网站页面结构和内容时使用的编程语言，以标签的形式体现网站的各个不同部分。
- 标签：HTML 标签是网站的基本构建模块。标签嵌套在网站的层次结构中。每个标签用于定义内容或内容的一部分，如图像、链接、标题或图形。
- CSS：一种用来表现 HTML 等文件样式的计算机语言，包括颜色、页边距、字体、背景图像和响应功能的代码。
- JavaScript：网站开发人员为网站添加除内容和样式之外的所有功能（如追踪）所使用的编程语言。
- 插件：网站插件是一种实用程序。网站开发人员通过在网站安装插件执行某项功能。插件可显著减少开发时间。

## 网站导航

网站导航是网页设计中最重要的环节之一。所有页面上的导航模式须保持一致，有助于访客在浏览网站的不同页面时迅速找到所需内容。若网站的部分版块或网页的导航模式不能匹配，访客将会感到十分困惑。现代版导航的位置固定，始终位于网站页眉，在页面向下滚动时保持位置不变。此外，网页显示格式应根据移动设备和平板电脑进行调整，桌面版网站导航示例见图 11-1。为适应移动设备的需求，图 11-2 针对相同的菜单内容做了动态调整。

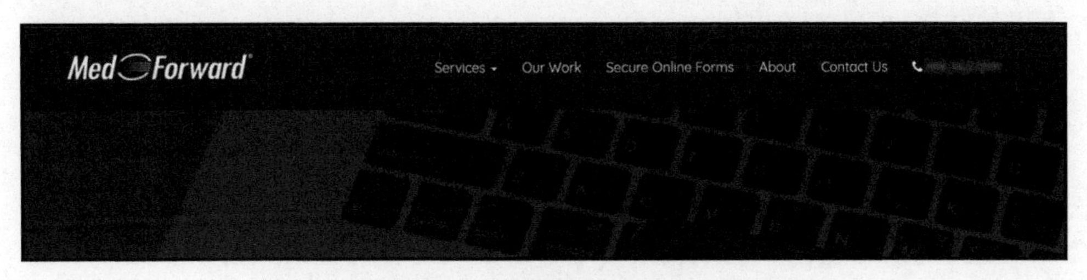


图 11-1　桌面版网站导航示例

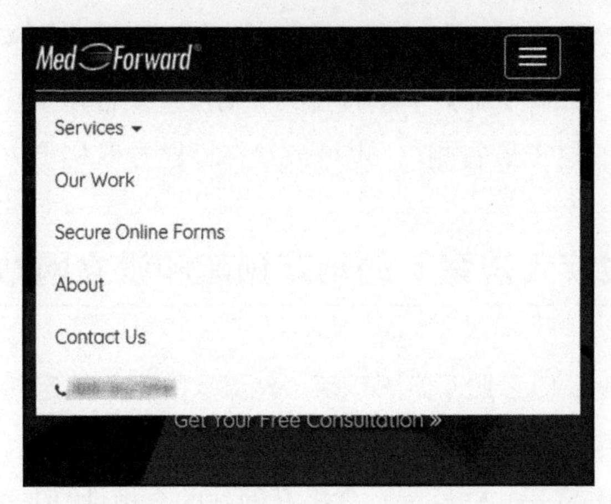


图 11-2　桌面版导航应在移动设备上做相应调整。这是图 11-1 桌面版导航在手机上调整后的界面

对导航目录的链接数量并没有特定要求，链接不一定是越少越好。理想情况下，在设置导航菜单时，应着重打造具有逻辑性和简洁易懂的版块。在设置

导航菜单的字体大小时，应考虑是否方便访客阅读。

页面路径，又称“面包屑导航”，是一组层级式网页链接，让访客了解当前所处位置及如何返回主页，如图 11-3 所示。一般来说，网站页面都有其主页，页面路径能帮助访客快速地回到主页。

About LASIK
Treatments » Laser Procedures » LASIK

图 11-3　在创建网站时，可使用页面路径来指导访客如何进入特定页面及返回上级菜单

导航菜单可根据网站的逻辑内容进行定制化设置,但至少需包含进入以下页眉的链接：

- 介绍眼科医疗机构概况的页面。
- 提供电话号码、营业地址和时间等信息的联络信息页面。
- 汇总各类手术类型及链接的页面。

主页链接可包含在主导航菜单中，但如果访客可直接点击页眉处 LOGO 返回主页，则不必再设置主页链接。

鉴于访客从左至右的阅读习惯，导航菜单内的链接顺序应按照重要性从左至右进行排列。如果导航菜单垂直排列，则按重要性从上至下排列链接。但联系方式链接一般位于最右侧[8]，也可放置在标题导航栏上方作突出显示。

## 遵照《美国残疾人法案》的规定创建和设立网站

在设计网站时，应参照《美国残疾人法案》的相关规定对网站的搜索功能进一步优化，使包括残障人士在内的所有用户可以更便捷地访问网站[9]。虽然开发方可安装使用第三方软件工具来提升网站的合规性,但这并不能确保网站完全符合法案规定。该法案对网站设计的许多规定，其实与业内最佳的网页设计原则不谋而合，但仍存在一些易被忽略的细微差别。以下列举该法案中一些重要的合规要求[10-12]：

- 网站导航应易于操作，其设计应保持一致性和连贯性。

- 用户可使用电脑键盘的 Tab 键实现一键导航至网站的所有页面链接,包括主导航菜单。
- 针对视障用户，所有图片都应配有简短的文本解释说明。
- 除非 LOGO 中自带文本，图片中不应含有文本。
- 联络表中每一栏都应有明确标注。
- 如联络表有具体的填写要求,则应提供明确的指示。在输入无效信息后,需明确提供下一步操作的解释。
- 若网页中含有视频，需提供阅读音频文本的选项。
- 避免使用“点击此处”或“阅读更多”等文本链接；应在链接中明确描述目标页面内容。
- 页面标题应符合各页面的逻辑。
- 网页中须设有“点击进入”等功能键，如“搜索”或“发送邮件”等指令式按钮。
- 每一页面应有一个首要标题，帮助用户辨识网页内容。网页开发人员应使用 HTML 的 H1 级标签对标题进行标注。该标签在每个页面中只能使用一次。

## 网站内容和版块

### 在线联络表

在线联络表是吸引访客咨询的关键因素。很多访客无法在诊所的营业时间内访问网站，或因其他原因无法致电问询。如果网站提供在线联络表，潜在患者就可以在线沟通需求。这种非电话的沟通方式适用于所有年龄段的访客，尤其是习惯用短信沟通的年轻访客[13]。

### 电子邮件注册表

电子邮件是线上服务推广策略的重要组成部分。除了在诊所收集现有患者的电子邮箱地址，在网站上设置电子邮箱注册链接也可使更多对网站内容感兴趣的访客接收邮件推广内容。

## 网站内容的编写

对于眼科从业人员来说，建立一个全新的网站并编写网页内容似乎是一项十分艰巨的任务。网站内容编写十分耗时，应作为推广战略的重点。网页内容的质量与搜索引擎优化（SEO）密切相关。

首先需为网站建立设定大纲，至少包括主页、眼科手术类型和眼科医生的介绍页面，以及保险政策和回答患者常见问题的信息页。

制订初步大纲后，准备网站主页（即患者访问最频繁的页面）及各类眼科手术介绍页的内容。从搜索引擎优化的角度来说，每个网页（包括主页）需至少包含 300 字。只保留网站主页是现代网站的设计趋势，但仍有最低 300 字的要求。现在越来越多的人会通过上网搜索自行学习和了解相关信息[14]，因此在网站中提供科普内容十分重要。

在网站中也应加入过往成功案例、患者术后好评等信息，但需提前了解当地的法律法规是否允许此类推广方式。各地区的相关法律不尽相同，而且一些专业医疗机构或医疗卫生监管部门对此类患者分享式推广手段有严格的限制。建议在网页末尾附上“手术效果因人而异”的声明，以便谷歌算法批准此类内容的发布。

单个页面内容过长、结构复杂或图片太多都会影响网页的展示效果[15]。建议将结构复杂的内容拆分成不同页面，并避免重复。为访客创造良好的浏览体验应是网站创建和运营的核心理念。

## 保证网站内容与时俱进

网站内容需实时更新。作为网站的运作者，诊所在网站建成后需定期进行必要的更新。网站内容过时会影响访客对机构的第一印象。网站是医疗机构与患者沟通的重要渠道。如果未能在网站上及时发布最新的手术发展动态，将给推广工作带来巨大的机会成本。

### 编写网站内容时的常见弊病

#### 忽略核心受众

由于眼科医生接受过高等教育并拥有丰富的行业经验，他们的写作方式和词汇量也许会超出网站目标受众的阅读和认知范畴。例如，眼科医生每天都要撰写诊疗记录，也会在专业期刊上发表文章，而这些复杂的文章一般只针对高水平的专业读者。此外，眼科医生也要定期参与医学继续教育课程，并阅读高度专业的材料。因此，眼科医生平时阅读和写作的内容并不适合放在网站上供患者访客阅读。

筹备网站内容时，需使用通俗易懂的语言。可以请专业人士对网站内容进行审阅和修改，或者由眼科医疗机构提供大纲，再请相关人士编写网站内容。

#### 不直白、不切中主题

网站访客往往希望能够尽快浏览到网页主题相关的重点内容，而医生有时会提供很多某类手术相关的历史背景或与主题不相关的内容。因此，应确保网页内容直白明了、切中主题，以便访客快速浏览并查找到所需内容和信息。

## 内容管理系统和网站平台

网站可以通过纯代码进行开发，亦可使用网页内容管理系统来创建，两种方式各有利弊。例如，内容管理系统允许诊所自行更新网站内容，无须聘请网站开发人员，但同时需要定期进行软件更新，并支付更高的网站托管费用。

## 不同的平台概览

### 无平台方式

该方式使用纯代码铺设网站。如果采用高效的编程方式，则不使用建站平台可有效降低网站托管费用、提高网站性能和安全性。但该方式的主要缺点是每次更新都需要网站开发人员的参与且维护成本高。

### 免费的开源建站平台

目前有三种常用的免费开源网站内容管理系统：Joomla（Open Source Matters, Inc.）、Drupal 和 WordPress（Automattic），这三家的总市场份额位居行业第一。

WordPress[16] 市场占有率超过 60%，在所有平台中排名第一。由于市场普及率高，WordPress 已成为行业标准，其可通过安装各种插件为网站添加新的特性和功能。该平台普及率极高，眼科机构可以更灵活地选择和替换网站开发公司。该平台最初是一个博客管理工具，因此可以用更加简单实惠的方式添加博客文章或其他版块，不必每次都请外部公司进行操作。

然而，如果在内容管理系统设置方面出现失误，或者使用了过时的预建主题或模板，就会导致网站运行缓慢且稳定性差，并容易产生安全问题。此外，非网站开发人员在进行内容更新时，也应确保网页布局的专业性和一致性。

### 专有操作平台

除了网站创建服务，一些网站开发方也提供自己的内容管理系统或专有平台。此种方式确实有效，但后期成本很高，且难以与其他网站开发公司的服务兼容。因此，在决定使用专有操作系统前，需认真评估开发企业的实力、过往的成功开发案例及相关功能。

## 托管、加密和安全性

网站加载速度对确保最佳的投资回报水平至关重要。谷歌等大型企业曾就加载速度对网站的影响进行了深入的分析研究[17]。研究表明，网页开始加载后每秒内会有一定比例的访客随着加载时间的增加而放弃浏览。对医疗机构来说，访客的流失将直接导致潜在的收入损失。网站所使用的编程和图片大小都会影响加载速度，因此要确保使用可快速加载的服务器。如果使用内容管理系统，则需要额外的计算资源和特殊功能来实现快速运转。同时，确保服务器的安全稳定也非常重要。网站主机应安装实时安全监控和病毒检测工具。鉴于网络攻击的数量正在逐年递增[18]，强烈建议在网站上添加安全证书。尽管这不能完全保证网站的安全性或符合《健康保险流通与责任法案》（Health Insurance Portability and Accountability Act，HIPAA）的相关规定，但也能为网站增加一道保护屏障。网站安全证书可告知访客该网站的真实性，对访客和网站之间的所有数据进行加密，并在 URL 前加上“https://”的前缀。

## 选择合适的网站开发机构

在寻找网站开发机构时，可先了解其工作质量和现有客户的反馈，并确保相关评价和推荐真实可靠。在创立网站前，诊所应耐心地评估和检查相关开发机构的现有项目，并与网站开发机构确定好网站搭建工作的知识产权归属问题。通常来说，除非合同协议另有规定，负责搭建网站的承包商一般拥有网站的所有权。如果该开发机构的工作案例或大部分近期项目符合本章阐述的质量标准，那该机构应该是一个理想的合作对象。

网站开发项目计划书应尽可能详细地涵盖各方面细节，包括网站数量、搜索引擎优化服务及项目时间表等。编程能力是体现网站开发机构实力的另一重要因素。随着低门槛的网站开发工具的广泛普及，许多网站开发机构实际上缺乏懂得 HTML 或 CSS 的编程人才。这样的机构或许能够完成网站开发工作，但最好明确他们是否了解如何编写代码，或者是否使用工具来搭建网站。倘若网站开发机构只会使用高级网站搭建工具，而不懂得用编程搭建定制化网站，那么网站建成后的质量、加载速度、搜索引擎优化能力、功能性、使用寿命和效率都将大打折扣。

## 评估网站性能

监测网站性能是确保其长期成功运营的必要手段。通过对网站访问量和引流量的仔细分析，诊所可以了解哪些网站内容或布局需要调整，并快速处理相应的问题，确定合适的推广策略。

目前市面上有几种常用的网站访问量监测工具。其中一个常见的免费便捷的工具就是“谷歌分析”（Google Analytics）[19]。在网站上安装该工具以后，网站运营方会收到详细的网站流量报告。虽然该工具无法提供访客姓名、手机号等详细的用户信息，但能够显示网站的访客数量、访客行为和趋势等重要信息。例如，该工具可显示移动端和电脑端访客的数量，还能显示通过谷歌搜索引擎点击进入网站的流量占比、访客浏览了哪些网页及浏览时长。

以下是一些重要的术语定义，可以帮助大家了解“谷歌分析”或其他工具是如何对网站性能进行分析监测的：

- 网站跳出率：指只访问了网站首页便离开的访问量占比，即不再查看其他页面或不再进行二次浏览的访客比例。目前还没有判断该比例高低的明确标准。一般来说，跳出率是一个负面指标，因此越低越好。有些访客虽然很快退出了网页，但后续还会电话咨询，因此跳出率并不是一项完美的评价指标。但是监测跳出率及相应数据的波动情况可帮助判断潜在问题。根据行业性质和访客来源的不同，跳出率一般在20%～90%[20]。
- 网页点击量：指访客点击进入网页的次数。例如，如果访客浏览了网站中的五个页面，则点击量为五次。访问量统计工具可提供流量数据，包括多次点击浏览的访客总数。
- 转化率：转化是指访客完成了网站的推广目标，如填写了在线咨询表格、拨打了电话咨询或浏览了网站上的某些重要网页。转化率则是指完成了相应目标行动的访客比例。长期跟踪转化和转化率指标，对于线上推广活动的开展具有重要指导作用，可用于考察网站的具体推广成效。在设定转化率目标时，应参考企业推广的目标和类型。

- 直接流量：指不通过搜索引擎而是在浏览器中输入网址的访客数量。该流量可衡量和反映在所有推广资源影响下大众对机构的感兴趣程度。
- 有机流量：指的是来自谷歌、必应（Bing）等免费搜索引擎的访客量。该指标可衡量搜索引擎优化是否有效提升了有机流量。有机流量的重要性不言而喻，但善用关键搜索词也会带来好的推广效果。因此，对搜索量和关键词进行追踪也是获取流量的重要手段。

很多网站流量报告会分析跳出率和转化率两项指标。影响跳出率和转化率的因素有很多，如网站加载速度慢将导致跳出率增加；网站导航或手机客户端体验感太差，会导致跳出率增加和转化率下降；网站设计不当，导致访客浏览到不感兴趣的网页版块，也会导致转化率下降。

一些其他的流量工具也可以用于分析网站的有效性。例如，热图分析能够动态显示访客点击的网站位置。这种方法类似于在网页上铺了一张红外线底片，通过颜色的深浅体现访客的鼠标移动轨迹和点击情况，有效追踪任何吸引访客点击或被访客忽略的部分。这种功能通常需要借助谷歌分析之外的应用工具来实现。

另一项分析方法是 A/B 测试法。该测试并非必需，但对于预算较高或高流量的推广场景非常实用。该方法可帮助眼科机构同时尝试不同的推广概念和配置，并比较不同方式的效果。

## 搜索引擎优化

搜索引擎的目标是根据用户搜索的主题提供相应的反馈结果。搜索引擎会在所有网站的数据库中快速搜寻，并借助特殊算法提供一份有优先顺序的搜索结果列表。特殊算法会考虑到用户位置、搜索时使用的终端设备、不同网站之间的链接、网页内容等众多高级因素[21]。当用户在谷歌搜索中输入问题时，其中最重要的部分被称为关键词，如“LASIK”或“密歇根州底特律市 LASIK”。

在利用算法快速生成搜索结果后，搜索引擎会按照众多眼科机构网站的关键词句进行结果排名。能够出现在搜索结果中的第一个当然最好，但如果不能，出现在搜索结果的第一页也优于在第二页。如果按照不同的关键词进行统计，71%～92%的用户不会查看搜索结果第二页[22]。搜索引擎优化是一项困难且复杂的工作，但可帮助网站获取更高的搜索排名。在某些情况下，新网站可能需要花费一年时间才能提高在搜索引擎内的排名，而已建好一段时间的网站则需要数月。总体而言，搜索引擎优化在人口密集的城市比在人口较少的地区更具挑战性。

### 关键词的选择

尽量不要完全凭直觉来选择关键词。不常用的关键词或搜索词其实更容易进行优化，但应参考实际的搜索词库来确定最佳的搜索目标。

首先，确定对眼科机构比较重要的手术或术语，如眼健康、眼科医生或白内障手术等眼科手术相关术语。谷歌在其广告平台“谷歌广告”上提供了一个名为“关键词规划”的工具，通过该工具可获取按地理区域划分的搜索频次数据库。该免费工具可用来找出产生最大流量的关键词，并将这些关键词在新访客中的广告市场价值标注在搜索频次旁。

有些搜索词非常热门，会在网页搜索中经常出现。由于众多同业机构都在使用这些热词进行搜索结果优化，企业想要用这些词脱颖而出会更加困难。在创建新网站后，眼科机构可以选择较长但使用频率较低的搜索词来优化搜索排名。

## 搜索结果和元数据规则

通常，网页搜索的每一条结果通常以下面的形式呈现：

**网页标题**

https://www.domainname.com/full-page-url

此处简短总结网页的内容，以方便访客了解网页的主题并判断是否点击访问。

搜索结果一般包括标题、URL 地址及地址下方的网页描述。网站开发机构可以在 HTML 编程中加入谷歌搜索结果中出现的网页标题和描述。URL 地址是由网站开发机构设定的。网页标题显示在网页浏览器的标签页中，位于 URL 地址上方，但在页面中不可见。提供这部分信息不仅符合《美国残疾人法案》规定，对网站优化也非常重要。

关键词要在 URL 地址、网页描述和标题中至少出现一次。可以通过参照其他网站的案例找到有效的标题或网页描述。具体步骤是在搜索引擎中输入热词，查看出现在搜索结果首位的标题、URL 地址和页面描述。需注意，谷歌通常会忽略不准确或无效的网站标题或网页描述。搜索引擎不会自动和全盘接受网站提供的相关信息。

元数据是指包含在标题和描述中的不可见信息。除此之外，还有其他类型的元数据，包括网页的标题，如页面主标题或 H1。此外，为方便视障人士阅读，网页图片需配有相应的描述，即替代文本。

在网站中新增博文或新手术介绍等页面时，通常容易忽略元数据等不可见内容。因此，切记留意网站优化相关的内容设置。

另一个影响搜索结果的因素是编程错误。一些网站的代码错误可能不影响阅读，但还是没有遵循合理的编程方法。因此，网站开发方应使用代码验证器来查找和纠正错误代码[23]。

## 用于搜索引擎优化的内容指南

我们可以利用内容指南进行搜索引擎优化，或者采取一些其他的方式来优化搜索结果。首先，需注意搜索结果是链接到网站内特定页面的。因此，网站架构需合理有序，才能保证页面内容得以通过关键词进行搜索引擎优化。虽然一个页面可包含多个关键词，但是把两个不相关的关键词（如两种不同的眼科手术）放在同一网页并不可行。如今的搜索引擎优化竞争非常激烈，如果页面内容与关键词主题不相关，网站排名就不会靠前。

搜索引擎的原理是根据用户输入的关键词进行检索并提供搜索结果。因此，一定要确保网页内容与该关键词相关。关键词应在网页内频繁出现，但不应过度使用。对于纯粹为了优化搜索结果而刻意进行“关键词堆砌”的行为，搜索引擎会执行相应的惩罚措施[24]。

为确保网页内容精益求精，建议在文中适当加入地理位置信息，如符合访客意向的城市名称等。这样网站会更有可能出现在包含该城市名称的搜索结果中。

还有一种优化搜索结果的做法就是丰富网页内容的多媒体设计，包括文本、视频、图片、外部网站链接、患者手册等。

## 设置网站站外链接

搜索引擎算法决定搜索结果顺序的另一个关键因素是有多少外部网站提供了某网站的站外链接。一般来说，网站的重要性水平和关联度越高，越容易被外部网站导入。但也不是所有站外链接都有助于优化搜索结果。相比于无人问津的网站，在权威新闻机构设置的网站站外链接更具价值。

这些站外链接还可以与关键词或主题相关联。眼科机构的关键词搜索排名很可能因为提供站外链接的网页内容而提升。例如，一个介绍 LASIK 并推荐优质眼科机构的权威网站提供的链接，会远比亲朋好友发布的关于城市服务的博客中插入的链接要有用得多。

由于站外链接能有效提升优化搜索结果，市面上出现了通过购买链接人为干预搜索结果的做法。谷歌已出台相应的惩罚措施来打击这一行为。最好的方法就是利用真实的外部链接。上述弄虚作假的干预行为在业内被称为“黑帽搜索引擎优化”（black hat SEO）。多年前，网站开发方可以采用很多非常规的方法人为干预搜索结果。随着技术进步，谷歌运用检测手段改进算法，对这些不良做法进行了严厉的打击。尽管如此，“黑帽搜索引擎优化”的做法依然存在，如果未被检测出来，仍能有效提升搜索结果排名。然而，从网站的长期运营和发展来讲，这一手法并不道德且存在风险。综上所述，“白帽搜索引擎优化”是唯一推荐使用的方法，且符合谷歌的建议和政策规定。使用正规方式进行搜索引擎优化，为患者提供最佳的访问体验，是实现网站可持续发展的重要一步。

公关公司可以为网站运营方带来更多的媒体曝光率，让更多外部网站引用我们的网站链接，从而进一步提升网站的搜索结果排名。与其他组织机构网站合作，并进入其机构名单也能增加站外链接的数量。

站外链接的积累不是短时间就能实现的。成立多年的网站的搜索结果排名肯定要高于新建的不知名网站。

## 本地搜索引擎优化

有时，某个企业会出现在几个名称相似的条目下，导致搜索引擎检索的结果混乱。为避免这种情况，最好的办法就是使用本地搜索引擎优化服务，确保互联网不同目录下的名称正确且保持一致。这个过程称作本地搜索引擎优化。

## 网页响应速度

响应速度快、安全性高的网站在谷歌搜索的排名会相对靠前[25]。为提高网页加载速度，开发人员应用网页速度分析工具进行测试，并根据测试建议进行速度优化（包括网站中所有图片及新增代码），从而提升网站性能。如此不仅能降低网站跳出率，还可以提升网站的搜索排名。

## 在线评价和社交媒体

搜索引擎会根据在线评价确定网站的搜索排名。网站或企业收到的在线测评数量将影响其在搜索结果中的排名。此外，评价内容和具体关键词也将被用于排名。例如，对眼科机构的评价中若经常出现“LASIK”一词，“LASIK”这一关键词的搜索排名将会提高。

患者经常使用的点评平台包括 Yelp、谷歌、必应等。在这些媒体上注册账号可帮助诊所实时了解网友评论动态。此外，眼科机构还可以在这些网络平台上传带有关键词、服务类别等相关信息的内容及照片，从而优化搜索结果。

开设并积极维护社交媒体账户，对于提升搜索引擎优化战略大有裨益。搜索引擎会实时检测社交媒体帖文的主题和热搜。因此，社交媒体在患者转诊和搜索结果优化方面的作用不容小觑。含有关键词的帖子能够有效优化搜索结果。此外，定期在社交媒体上附上网站链接也很有帮助，如在视频平台发布视频时在描述中附上网站链接，或将视频直接嵌入诊所官网中。

## 搜索引擎优化工具

使用在线自动搜索引擎优化工具时需注意，有些工具的网络目录提交方法并未及时更新，容易被谷歌误认为付费链接，从而影响搜索结果的优化。效果较好的优化工具一般配备监测和优化功能，可以追踪搜索引擎的定位并对优化工具进行相应设置。以下列举了几个网站开发机构常用的优化工具：

- Moz：该工具可以监测网站性能和搜索排名。Moz 自带本地目录优化工具，可以在不同目录服务之间创建一致的清单。Moz 还能自动识别网站页面内影响搜索引擎优化的因素，并优化特定页面上的搜索引擎优化术语。
- Yoast：如果网站是由 WordPress 内容管理系统运营的，那么管理人员可以使用 Yoast 或者类似插件编辑网站标题和页面描述，找出潜在的搜索引擎优化问题，并为重要检索信息进行定制化处理。
- 谷歌站长工具：是谷歌为网站开发者提供的一项免费工具，用来监测通过关键词搜索进入网站浏览的访客数量，识别影响用户浏览体验或搜索结果优化的问题，并为网站开发人员提供相应的报告文件。此外，该工具还能识别关键词流量。因此，建议网站开发人员注册一个谷歌站长工具包账号。

## 关于网络博客的搜索引擎优化

博客虽不是必需的，但已成为现代网站建设的重要组成部分。设计精良的博客能有效提升网站的搜索结果排名。

医疗机构也可以通过博客更新网站内容。博客可用于与患者分享重要的服务信息，而无须把这些内容归到手术介绍或医院概述页面中。博客可让医疗机构与患者建立更个人化的联系。博文内容包括新手术发布消息、护眼科普或患者分享的短文等。

一篇好博文应涵盖读者想要知道的信息，而不是一篇纯推广文。博文的篇幅长短没有固定的标准，可以是零星几段文字，也可以是洋洋洒洒的长文。

建议每月推出一篇新的博文。如需分享有价值的医疗信息，也可以每月发布两篇博文。相对于频繁更博，保证博文阅读量并长期坚持更新更为重要。密集发布文章后几年内无更新，将给患者留下负面印象，并影响网站在谷歌搜索中的排名。

根据网站设计的实际情况，可以在网站上创建一个专门的页面，让访客可以浏览博文目录、文章概述和链接，便于访客点击浏览博文。WordPress 等博客平台允许网站开发人员进行博客分类并设定关键字标签，以便患者根据主题浏览博文。主题可以按照重要的手术类型、具体的手术信息或医疗机构名称分类。随着博文数量的增长，还可以让患者按日期进行浏览。

### 博文和社交媒体

许多博文会与社交媒体账号自动关联。社交媒体文章与博文相关联有助于提升网站访问量，也方便读者在网站上进一步了解在社交媒体上发现的有趣话题。但是，有些社交媒体内容并不需要同时发布在网站上，如员工庆生、活动提醒或其他不太重要的通知。

### 博客相关的常见问题

虽然运营博客有诸多好处，但是若操作不当，反而会影响网站的使用及在谷歌搜索中的排名。如果不同文章中重复出现相同的内容，或者从手术介绍页面中摘抄完全雷同的内容，将会导致网站体验变差，并最终影响搜索排名。倘若文章内容与网站主题无关，也会影响搜索效果。如若确实需要与新患者或现有患者分享一些闲聊话题，最好通过社交媒体或电子邮件来分享。为保证博文质量，需确保每篇文章对患者来说都是独一无二、有意义且有趣的。以下列举了一些合适的博文话题：

- 关于眼科医生个人履历和专业培训相关的人物专访。
- 关于眼疲劳和避免眼疲劳的建议。
- 关于眼睛自然老化的过程，并提供相关手术介绍页的链接。

## 在线咨询

眼科机构可以借助有效的网站在线沟通渠道提高患者转化率，从而实现服务推广目标。提供有效在线咨询的关键在于搭建起沟通的桥梁。因此，在网站上开设线上咨询是完善沟通互动流程的第一步。为保障沟通顺畅，需要在网站的醒目处提供联系方式，并保证联络渠道的通畅。

对眼科机构来说，在线咨询能提供的服务有限，因此需明确地将这些局限性告知患者。医疗机构应遵循《健康保险流通与责任法案》的规定，让患者安心地在线提交相关医疗信息。许多网站管理软件能让患者在符合法案规定的情况下上传医疗信息。

与患者在线沟通后，应根据其提供的信息给出就诊建议。在线咨询的目的是让患者预约到院咨询。在线咨询也可通过视频方式开展，但目前缺少有关视频问诊实际效果的研究文献[26]。

如果通过电子邮件进行咨询，需对电子邮箱系统进行安全加密。患者应主动发起沟通，并了解通过电子邮箱问诊所涉及的信息风险。

在网站上有效开展在线咨询需注意以下事项：

- 为沟通交流建立网络安全系统。
- 安排专人负责线上咨询。
- 建立专门的流程制度，确保在线问询有专人应答，并持续追踪后续进展。
- 如果与患者在线沟通的次数较多，应建议其最好来院问诊。
- 鉴于远程医疗在眼科诊断方面的局限性，建议将在线咨询信息接入安全的院内医疗管理系统和流程，方便线下医生处理线上患者的咨询，并最终实现线上患者的转化。
- 允许线上问诊患者对咨询服务进行评价，以便线上患者选择合适的医生，提升患者体验[27]。

邀请网站访客留下电子邮箱等联系方式，将其加入推广信息推送名单，定期向潜在患者推送相关重要信息。

为了保证在线咨询的有效性，需在患者开始沟通前明确告知大致回复时间，并说明咨询服务开放时段。在患者发起在线咨询时，咨询窗口须是开放式的，以便患者能够清楚地表达问诊诉求。

另一种供患者在营业时间内进行在线咨询的方式是在网站中嵌入在线聊天工具。此工具能够让患者立即收到个性化的回复。确保快速地回复有助于维持或提高患者满意度。

应定期关注和评估在线咨询领域的新兴技术。采用患者喜欢的新兴沟通方式将有助于眼科医疗机构与患者建立有效的沟通机制，符合其长期推广战略。

（赵　耀　译　胡一骏　校）

## 参考文献


1. Garett R, Chiu J, Zhang L, Young SD. A literature review: website design and user engagement. *Online J Commun Media Technol.* 2016;6(3):1-14.
2. Fogg BJ, Soohoo C, Danielson DR, Marable L, Stanford J, Tauber ER. How do users evaluate the credibility of web sites?: a study with over 2,500 participants. In: *DUX '03: Proceedings of the 2003 Conference on Designing for User Experiences.* ACM; 2013:1-15.
3. Martin H. Lawsuits targeting business websites over ADA violations are on the rise. *LA Times.* Published November 11, 2018. Accessed February 27, 2019. https://www.latimes.com/business/la-fi-hotels-ada-compliance-20181111-story.html.

4. Valid HTML statistics. PowerMapper Software. Published January 2018. Accessed February 28, 2019. https://try.powermapper.com/stats/ValidHtmlPages.
5. An D. Find out how you stack up to new industry benchmarks for mobile page speed. Google. Published February 2018. Accessed February 28, 2019. https://www.thinkwithgoogle.com/marketing-resources/data-measurement/mobile-page-speed-new-industry-benchmarks/.
6. Percentage of all global web pages served to mobile phones from 2009 to 2018. Statistica. Published January 2019. Accessed February 28, 2019. https://www.statista.com/statistics/241462/global-mobile-phone-website-traffic-share/.
7. Synder K, Pashmeena H. The changing face of B2B marketing. Google. Published March 2015. Accessed February 28, 2019. https://www.thinkwithgoogle.com/consumer-insights/the-changing-face-b2b-marketing/.
8. Nielsen J. Horizontal attention leans left (early research). Nielsen Normal Group. Published April 6, 2010. Accessed February 20, 2019. https://www.nngroup.com/articles/horizontal-attention-original-research/.
9. Abou-Zahra S, Arch A, Green J, et al. Accessibility: web design and applications. World Wide Web Consortium (W3C). Accessed August 25, 2020. https://www.w3.org/standards/webdesign/accessibility.
10. ADA best practices tool kit for state and local governments. United States Department of Justice Civil Rights Division. Published May 7, 2007. Accessed August 4, 2020. https://www.ada.gov/pca-toolkit/chap5toolkit.htm.
11. Abou-Zahra S. Accessibility principles. World Wide Web Consortium (W3C). Updated January 9, 2019. Accessed February 28, 2019. https://www.w3.org/WAI/fundamentals/accessibility-principles/.
12. Henry SL. Web content accessibility guidelines (WCAG) overview. World Wide Web Consortium (W3C). Published July 2005. Updated June 22, 2018. Accessed February 20, 2019. https://www.w3.org/WAI/standards-guidelines/wcag/.
13. Report: Gen Z: a look inside its mobile-first mindset. Google. Accessed February 28, 2019. https://www.thinkwithgoogle.com/interactive-report/gen-z-a-look-inside-its-mobile-first-mindset/.
14. Gevelber L. No regrets: the 3 things driving the research-obsessed consumer. Google. Published May 2018. Accessed February 26, 2019. https://www.thinkwithgoogle.com/consumer-insights/consumer-search-behavior/.
15. An D, Meenan P. Why marketers should care about mobile page speed. Google. Published July 2016. Accessed February 10, 2019. https://www.thinkwithgoogle.com/marketing-resources/experience-design/mobile-page-speed-load-time/.
16. Market share trends for content management systems for websites. W3Techs Web Technology Surveys. Published February 1, 2019. Accessed February 5, 2019. https://w3techs.com/technologies/history_overview/content_management.
17. An D. Find out how you stack up to new industry benchmarks for mobile page speed. Google. Published February 2018. Accessed February 28, 2019. https://www.thinkwithgoogle.com/marketing-resources/data-measurement/mobile-page-speed-new-industry-benchmarks/.
18. Graham L. The number of devastating cyberattacks is surging—and it's likely to get much worse. CNBC. Published September 20, 2017. Accessed February 22, 2019. https://www.cnbc.com/2017/09/20/cyberattacks-are-surging-and-more-data-records-are-stolen.html.
19. Usage of traffic analysis tools for websites. W3Techs Web Technology Surveys. Updated August 4, 2020. Accessed August 4, 2020. https://w3techs.com/technologies/overview/traffic_analysis/all
20. Kusinitz S. How to decrease your website's bounce rate [infographic]. HubSpot. Published July 17, 2014. Updated May 29, 2018. Accessed August 4, 2020. https://blog.hubspot.com/marketing/decrease-website-bounce-rate-infographic.
21. How Google search works. Google. Accessed February 1, 2019. https://support.google.com/webmasters/answer/70897.
22. Shelton K. The value of search results rankings. *Forbes*. Published October 30, 2017. Accessed February 27, 2019. https://www.forbes.com/sites/forbesagencycouncil/2017/10/30/the-value-of-search-results-rankings/.

23. Markup Validation Service. World Wide Web Consortium (W3C). Accessed February 23, 2019. https://validator.w3.org/docs/help.html.
24. Jenkinson L, Critchlow T, Chritchlow W, et al. The beginners guide to SEO: chapter 9: myths and misconceptions about search engines. Moz. Accessed August 25, 2020. https://web.archive.org/web/20181116072245/https:/moz.com/beginners-guide-to-seo/myths-and-misconceptions-about-search-engines.
25. Toonen E. Does site speed influence SEO? Yoast. Published July 17, 2019. Accessed February 27, 2019. https://yoast.com/does-site-speed-influence-seo/.
26. Greenhalgh T, Vijayaraghavan S, Wherton J, et al. Virtual online consultations: advantages and limitations (VOCAL) study. *BMJ Open*. 2016;6:e009388. doi:10.1136/bmjopen-2015-009388.
27. Li J, Zhang Y, Ma L, Liu X. The impact of the Internet on health consultation market concentration: an econometric analysis of secondary data. *J Med Internet Res*. 2016;18(10):e276. doi:10.2196/jmir.6423.

# 第 12 章

# 运用眼科讲座开展患者教育

John Mickner

日常生活中，我们经常会收到一些意在推广产品或服务讲座的邮件、短信或宣传单。讲座其实是一种让患者了解眼科诊所和服务的很好方式。通常，此类讲座面向所有大众，并提供茶点。无论阅读本书的眼科从业人士是否在此前举办过眼科知识讲座，需要说明的是，本章的目的不在于传授举办成功讲座的秘诀，而是阐述怎样把科普教育讲座融入整个眼科推广策略中。如果讲座侧重于专业知识及患者眼健康教育，那么观众很可能在讲座后来到诊所咨询并选择相应的治疗服务。但是如果讲座前准备不足，无法吸引足够的受众，那么这种讲座将收效甚微，并造成时间、精力及金钱的浪费。如此一来，不仅得不到良好的效果，反而会产生负面的评价及反馈。多年来，笔者主持或参加过无数眼科讲座，有座无虚席的盛况，也有到场者寥寥无几的冷清场面。当活动效果不佳时，会场内那种沮丧阴郁的气氛可以说让主办方和为数不多的来宾都极为不适。如果讲座现场座无虚席，就会给观众带来一种印象，即诊所生意非常火爆，并且可以提供超值的服务。而身处在冷清的会场中，会让参加者觉得诊所经营不善，进而产生抵触的情绪。

上述提到的这两种讲座，其实都是在环境设施相似甚至是同一家高级酒店会场举办的，但结果却截然不同。在这两种情况下，讲座的效果与活动当天的天气、举办的时间基本没有关联。之所以会出现不尽如人意的结果，正是因为筹备工作不到位，而正确的筹划可以带来良好的甚至是超过预期的结果。在本章中，将重点为大家展示一些成功案例，其中就包括田纳西州纳什维尔市爱尔美国眼科中心举办的眼健康讲座。

王明旭教授及其团队设计并开展了至少四种不同类型的 LASIK 宣传讲座，并为不适合手术治疗的患者制订了完善的备选治疗方案。无论是 LASIK 医生、视光师，还是眼科医生，如果打算举办眼科讲座或进一步提高活动效果，都可以参考本章中提到的王明旭教授的成功经验。不过，这里也尽量不过度泄露王教授及其团队辛苦研发的"成功秘籍"。事实上，如果参加过爱尔美国眼科中心举办的讲座，就会发现其所使用的技巧不言自明，并且广受其团队人员和参会者的肯定。

首先来探讨一下为什么爱尔美国眼科中心所使用的推广技巧会受到广大眼科从业人员和与会患者的认可。以下的几个要点可以帮助我们回答这个问题，并解释相应的宣讲技巧。值得说明的是，"客人"这个用词是非常重要的，接下来也会为大家详细解读：

- 该团队深知，效果优秀的讲座会让更多患者前来问诊并接受 LASIK，也意味着诊所可以提供稳定的工作岗位。
- 参会者希望了解各种 LASIK 及其操作过程，以及已术患者的手术体验等方面，以便初步判断自己是否可以接受 LASIK 及其价格。如果可以针对上述问题为患者进行充分的答疑解惑，那么到场听众将会在活动后踊跃预约眼科检查，甚至是直接预约手术。

为了最终实现这种效果，需要制订正确的策略以确保讲座的成功举办。首先，让我们开诚布公地来认识这类讲座的本质，也就是眼科服务推广。讲座的最终目标，是让参会者相信已术满意患者的真心分享和推荐，从而预约眼科检查及 LASIK。为了确保讲座的成功，在内容设置上要做到寓教于乐，将眼科知识和事实数据（足够即可，不需太多）以有趣的方式结合起来。参会者一般不喜欢面对铺天盖地的信息，尤其是晦涩难懂的专业术语，也不愿意在充满压力甚至是胁迫的氛围下聆听讲座。他们希望以一种轻松愉快的方式获取足够有价值的信息，从而帮助他们做出决策。需要强调的一点是，到场的所有参会者都是牺牲了晚上宝贵的时间来到这里。如果他们没有在讲座中感受到足够的趣味性，那么所有的努力都是徒劳的。接下来回顾一下如何筹划和举办一个成功的讲座（即在活动结束后，多位参会者预约问诊）。请牢记一点，人们的购买决策是由情绪驱动的，鼓励参会者预约问诊的最佳时机就是在他们离开会场之前。

一场成功的讲座始于一套缜密的推广方案，如：

- 选择在环境优雅的酒店会议室里举办讲座，确保会议室可以容纳 50～100 人并允许外带食物。不过通常情况下，王明旭教授都会选择请酒店提供食物。食物摆好后，酒店工作人员只需偶尔检查一下，以确保有足够的食物和饮料供应。如果安排妥当，即使是只供应比萨和水果也能看起来很典雅。
- 会议室内需配备优质的、可调节的照明装置及最新款的媒体设备，包括大屏幕和良好的音响系统。但一般情况下，王教授的团队也会自行携带麦克风和扬声器系统，以备不时之需。
- 在活动场地的外部走廊安排签到台及取餐台。签到区需要足够宽敞，以便到场宾客进行信息登记时其他人也可以穿行。
- 将带有王教授照片的宣传海报预先提供给酒店，并张贴于大厅电梯附近，因为活动场地一般位于酒店高层。海报必须明确标记会场所在的房间号。在会议室所在楼层的电梯附近，也需要放置一个标志牌，并使用箭头来指引方向。这些细节至关重要，务必要让酒店前台人员了解活动的楼层、房间号及举办的时间。如果前来参加活动的宾客向酒店员工询问这些信息，对方却一问三不知，将带来非常不好的影响。
- 在签到处安排工作人员为来宾提供指导和回答问题。签到处的工作人员必须提供热情周到的服务，因为如果来宾预约了问诊，那么很可能会在诊所再次碰面。
- 建议在签到台上铺上一块带有诊所或机构 LOGO 及名称的桌布，再放上信息登记表格、印有 LOGO 的签字笔、关于下期活动介绍的宣传单及主讲医生的名片。笔者的一位商业顾问朋友曾经说过：“把名片给谁并不重要，重要的是他们会把名片转交给谁。”因此，名片和宣传单会起到非常关键的作用。

- 签到表上要明确标记“客人登记表”几个字。此前已经提到，王教授会将参会者称为“客人”，是因为迪士尼乐园就是这样称呼前来游园的顾客。而迪士尼之所以能够取得如此巨大成功，相当一部分原因就在于他们把游客当作客人来对待。“宾客/客人”是比“参会者/听众”更尊敬的一种称谓。签到表中需要包含一些常规的内容，如姓名、地址、电话和电子邮件等。而了解活动信息的渠道也很重要，客人是通过媒体宣传了解到此次活动，还是通过他人介绍获取的相关信息，如果是通过他人转介来的，则需要感谢那些推荐人。
- 当客人取完食物并进入活动场地时，里面的灯光应当已经被调试到最佳状态。此时需要有一名工作人员向到场的各位宾客问候致意，并询问他们一行有多少人。这一步非常重要，因为需要了解场地的座椅数量是否足够。
- 让客人通过邀请邮件或诊所官网上的链接预先登记，以便了解会有多少客人参加此次活动。会场中座椅的摆设应该参照影院座位的设置，并在后排预留备用座椅。如此可以营造一种会场爆满，甚至需要备用座椅的印象。
- 在会场后方提供高脚桌，供客人放置使用完毕的碗碟和水杯等。
- 活动开始时间设置在下午 6：20～6：30，并且预留 20～30 分钟供到场宾客用餐和就座。在此期间播放背景音乐，因为沉寂氛围会让人感到不适。在活动正式开始之前，也可以在大屏幕上滚动播放一些已术患者的情况介绍、诊所工作人员及办公环境的照片，以及其他一些精选的照片和短视频等。这些信息能避免在场的宾客感到无聊，同时可以通过这些精心挑选的内容体现诊所的人性化氛围。热场环节也可以用来展示诊所医生温暖和人性化的一面。在此期间，工作人员要确保处理好所有的小细节，如签到、食物发放、宾客就座、视听设备调试等，以便主讲人和主持人能在活动开始前的热场期间毫无顾忌地与宾客们寒暄（图 12-1）。

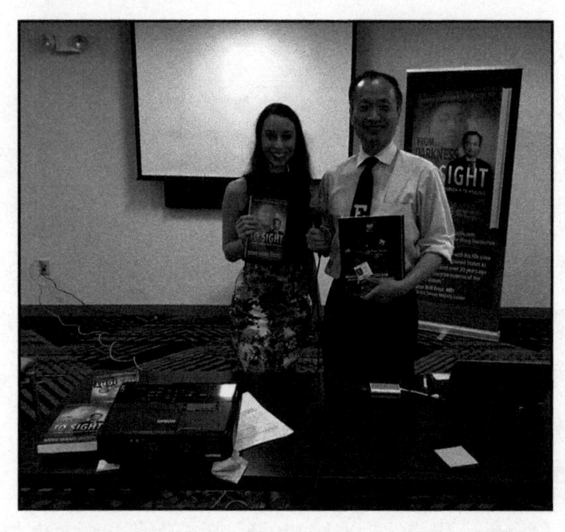

图 12-1　宣讲材料应当在活动正式开始前准备好，以避免在活动期间发生任何问题

- 随着活动正式开始时间的临近，主持人会提示距离活动开始还有 10 分钟、5 分钟和 2 分钟，以便宾客们抓紧时间去洗手间或取餐。
- 活动开始后，主持人应当热情十足地欢迎到场的所有来宾，并告知大家今晚将会了解到有生以来最详尽的 LASIK 及白内障手术信息，并且在活动末尾还会有抽奖活动，幸运嘉宾将获得眼科服务的优惠券。这一点一定要非常明确地说明，目的是让客人们意识到必须听完整个讲座才能参与抽奖；同时，针对那些在活动后预约就诊的客人，也可以赠送免费检查服务。这里需要再次强调的是，虽然讲座会包含大量专业信息，但一定要避免生硬晦涩的技术讲解。

整个讲座主要以幻灯片和视频的方式讲解眼科知识，当然也包括主讲医生的口头宣讲。主持人首先会介绍王教授的专业头衔、职称等履历信息。为了保证沉着稳重的台风，主持人要事先充分做好台词准备，如此才能确保所有流程自然流畅，让听众觉得是与主讲医生聊天，而不是在听销售推广。同时，这也可以调动主讲者的积极性，使其能及时注意到台下宾客们的反应及肢体动作。没有人愿意去看一场全是即兴发挥的百老汇戏剧。所以在举办眼科讲座时，也应将其视作一场演出，而这场演出应当是经过精心准备、生动有趣又井然有序的。从签到、入座到宣讲的整个过程都可以体现诊所眼科服务和活动组织的专业度。通过为观众提供专业的讲解、愉快的会场氛围和美味的茶点，可以极大提升参会者的患者转化率。

在进行开场白时，王教授会邀请几位已术患者上台，为到场嘉宾做一个简短的手术体验分享。如此台下观众可以亲自了解其他患者的看法。考虑到一些患者可能会在台上感到紧张、害羞甚至不知所措，王教授也会在台上与患者互动，提出一些引导性的问题，帮助他们分享自己的感受。当然，为保证这一环节的效果，活动开始前要确定哪些患者愿意上台分享他们的手术体验。在这一环节结束后，王教授会仔细介绍手术操作、预备条件、相应的治疗方案及他本人的手术心得体会（图 12-2）。

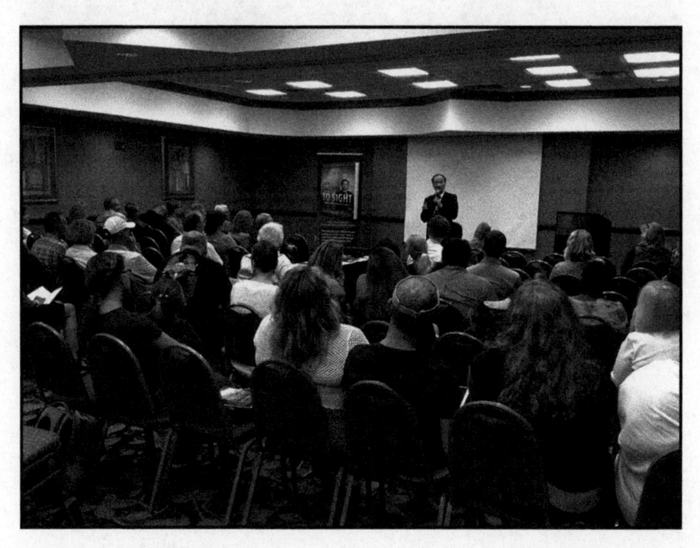

图 12-2　开办讲座的场地要足够容纳预期参会的宾客人数，并按照影院座椅布局设置

如前所述，活动接近尾声时，通常会进行抽奖活动，幸运观众将得到手术优惠券。这也是全场最热烈的环节（图 12-3）。至此，活动就圆满结束了，此时也可以宣传下一期活动的信息，并发放宣传单邀请参会者的家人、朋友和同事参加下次活动。如此到场的宾客就成为爱尔美国眼科中心的“品牌形象推广大使”了。

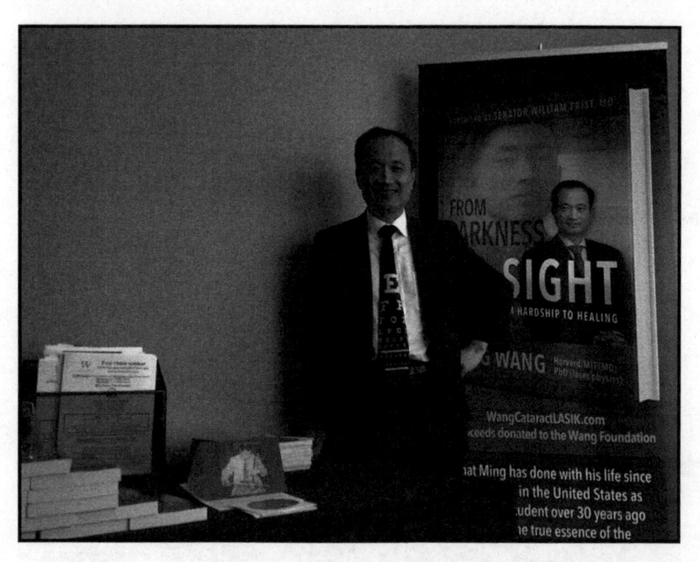


图 12-3　为到场来宾准备小礼物以鼓励大家听完讲座，同时又能增添活动的趣味性

接下来的工作，就是为团队人员安排下一期的活动任务。有关眼科讲座的前期推广步骤和技巧可以回顾前面的几个章节，包括传统推广手段、搜索引擎优化和社交媒体推广相关的信息与指导，在此不再赘述。

（沈　聃　译　胡一骏　校）

# 第 13 章

## 眼科服务的季节性推广

Michael Malley

### 白内障手术

快速浏览一下每个月的白内障和屈光手术量,就能够发现眼科行业确实会受到季节性因素的影响。白内障手术量在每年秋季开始呈上升趋势,并通常在11～12 月的假期达到顶峰。这一趋势与白内障手术的推广效果关系不大，而与季节性因素和医保报销状况有着密切关系。因此,透彻了解眼科行业的“季节性因素”，才能制订具有针对性的眼科推广活动。

举例来说,如果白内障患者在秋季时达到了医保报销的起付线,那么只要在年内做手术就可以将手术费用全部纳入报销范围中。因此，秋季成为做白内障手术最优惠的时期，也会经常出现在推广用语当中：“您已经达到医保起付线了吗？那现在就是做白内障手术的最佳时机，错过还要等一年!”这是一种简单有效的话术，切中主题，并且比传统的基于服务的广告更具吸引力。如果推广的方式得当,人们会将其理解为一项公共服务,鼓励他们在年底前安排手术。通常情况下,手术预约在 11 月就会排满,而大多数手术医生也希望在 11～12 月休假一两周，与家人共度节日。

笔者所在的诊所一般从 5 月开始对白内障手术进行大力推广。因为这个时候，大部分到南方过冬的老人已经返回北方。随着天气逐渐回暖，人们也开始更多地去户外活动，所以需要有良好的视力作为保障。此时进行手术推广可以唤醒大众对于视觉问题的关注，也会提高白内障手术的实际价值。

在 5 月左右，许多患者已经达到他们的年度医保起付线，因此可以用更实惠的价格接受高端晶状体植入和飞秒激光手术。由于双眼白内障手术的自付费用高达 2000～10 000 美元，患者自然会看重手术带来的价值回报。如果诊所的手术报价不符合或超过了患者的预期回报，势必会影响手术的转化。

每年 5 月是推广眼科服务的最佳时期，因为 6 月刚好是美国眼科学会（American Academy of Ophthalmology，AAO）发起的全国白内障宣传月。如果医疗机构具有强烈的推广意识，就可以把握这一契机，将自身定位为普及白内障知识的领导者。然而，大多数眼科机构和医生没有意识到白内障手术的推广目的和价值所在，而白白浪费了这一大好时机，无法帮助患者在恢复视力方面做出更加明智的决定。

如果患者听说一家眼科诊所与美国眼科学会等机构有合作关系，可以帮助患者进行白内障的早期诊断和治疗，那么患者将会认为这家诊所是白内障领域的佼佼者。在他们的心目中，这样积极从事白内障教育，并致力于社区服务的医疗机构可以帮助他们恢复视力，因此在需要手术时也会优先考虑。医疗服务推广要从对患者的基础教育开始，并逐步促进患者对品牌的认可。

一年中最适合进行眼科服务推广的时间分别是 5～6 月，以及 9～10 月。在 5 月和 6 月期间，应重点开展眼健康的教育和预防；在 9 月和 10 月时，则要将重心放在推广白内障手术方面，鼓励人们利用年末的医保报销额度。

## 白内障手术推广的缺失

在推广白内障手术方面的不足，通常源于推广时没有从患者的角度考虑问题。医生很少会关注如何向公众普及白内障手术领域方面的新进展，而更多强调具体的白内障摘除术。

要确保医疗服务推广获得成功，一定要向患者提供他们最想要了解的信息，而不是以手术医生或一个医疗机构的角度去宣传。医生一般倾向于探讨白内障摘除或晶状体植入的具体方法，而患者可能更想知道为什么要尽早进行诊断和治疗、白内障是如何形成的，以及是否每个人最终都会患白内障等问题。

白内障诊疗和预防常识一直都是大众的关注重点，而患者也希望了解更多关于白内障护理的最新进展。在普及这些知识时，需站在患者的角度为他们提供简单易懂的解读。并不是每个诊所都位于佛罗里达州这样四季如春的地方，因此需要考虑到季节性因素的影响。而如果您所在的诊所有幸位于这样的气候带，那么只需通过网络推广的方式等待患者随时上门问诊。

## LASIK/屈光手术

LASIK 并不像白内障手术那样有明显的淡旺季之分。在某些情况下，LASIK/屈光手术的推广时机可能与白内障手术恰恰相反。例如，每年的 1 月和 2 月历来是 LASIK 手术量最高的两个月。这可能反映了患者希望在新的一年中尽早使用他们灵活消费账户（FSA）或健康储蓄账户（HSA）中的资金。

还有一些人希望在新年到来时用屈光手术来摆脱框架眼镜和隐形眼镜。所以诊所可以在每年 1～2 月这样推广 LASIK："用您的 FSA 或 HAS 额度进行'免税'的 LASIK，在新年伊始迎接清晰新视界。"由于 FSA 和 HAS 的减税政策有所缩减，现在选择在 1 月或 2 月接受 LASIK 的患者人数也出现了下降。尽管如此，在每年冬季推广这些"免税"的 LASIK 仍然是一个行之有效的策略。

除了新年，秋季也是一个利用 FSA 和 HAS 优惠的最佳时机，诊所可以利用这个机会进行推广。需要重点提醒患者的是，如果他们不在 LASIK 这样的手术中使用这个优惠，那么他们的 FSA 医保优惠将会作废。每年秋季可以考虑举办一场 LASIK 专题推广活动，强调及时使用 FSA 医保优惠的重要性，而这样的推广用语在 11 月和 12 月同样有效。此外，可以提醒患者他们 FSA 账户内的资金也可以用于购买隐形眼镜、框架眼镜（包括防辐射眼镜）和太阳镜。

尽管 LASIK 不像白内障手术一样包含在医保中，但我们也可以通过独特的创意推广活动和针对性的特定优惠政策来吸引患者。例如，在万物复苏的春季，可以向广大的潜在患者宣传“接受 LASIK 来获得视觉新生”；到了夏季，由于许多户外运动不适合戴眼镜，可以将“夏日时光”宣传成“LASIK 时光”；而秋季是一个代表着“改变”的季节，在宣传时可以强调“还有什么比 LASIK 更能改变你的生活呢？”。在推广时永远要牢记，改善视力是利用假期时光的最好方式。

## 小儿眼科与学校视力检查

开学的前 6 周对于学生们来说是非常忙碌的时期。他们通常会在此时去检查视力，以及更换框架或者隐形眼镜，尤其是大学生。因此，在每年的 6 月和 7 月，进行眼健康教育宣传、运动和学习或者配镜指导等相关推广活动，都会产生相当不错的效果。

## 眼健康活动月

一年中的每个月都可以用于开展不同主题的眼科教育和推广活动。例如，1 月是青光眼防治宣传月；2 月是老年性黄斑变性防治宣传月；3 月是职场眼健康保护月；4 月是体育运动眼健康安全月；5 月是健康视觉宣传月；6 月是烟花燃放眼健康安全及白内障防治宣传月；7 月是防紫外线眼健康宣传月；8 月是儿童眼健康安全月；9 月是眼健康问题老龄化防治月；10 月是万圣节安全用眼月；11 月是糖尿病性眼病防治月；12 月是玩具安全和节日安全月。上述与季节和节日相关的信息对于眼健康教育和推广都是非常有用的。

在不同的季节推广白内障及屈光手术时，可以通过一些有趣的、极具话题性和时效性的方式进行宣传。通过迎合季节性的需求，可以保持推广内容的新鲜度和热度。但需要注意的是，大多数人一般会在某一季节初始时对这些服务很感兴趣，而在季末时就不再关注。这一点在冬季和夏季的中后段尤其明显，所以务必根据每个季节的特点策划相应的推广活动。

（沈 翀 译 胡一骏 赵 耀 校）

# 第四部分

# 医疗推广的监管与道德规范

# 第 14 章

## 服务推广的法律

James E. Looper Jr，Tracy Schroeder Swartz，王明旭

除医疗行业以外，大部分行业在推广方面有较多自由。一些在其他产业合法合规的广告行为，在医疗行业却被严格禁止。在美国，联邦和各州法律规定医疗服务推广的内容必须是真实有据的，不得带有欺骗性或者不公平性。当医生做服务推广时，其内容必须真实可靠。除了保证推广内容有证可循，医生还必须遵守专门的医疗规章制度，否则将面临严重的后果。

## 一般性营销推广法律

根据美国市场营销协会（AMA）的说法，“市场营销传播”（marketing communications/marcom）是一个包罗万象的术语，涵盖营销推广的实践和策略，也包括广告发布、品牌树立、平面设计、市场宣传和公关等[1]。从这个定义的广度可以看出，即使是在看似跟营销无关的活动中，也很有可能触犯相应的法律条款。因此，我们有必要对营销推广法律有基本的了解，以避免遭受民事或刑事处罚。

市场营销，即医疗领域的服务推广，指的是服务或产品的提供者向公众传递其服务或产品的相关信息。对许多企业和医疗机构来说，这是获得成功的关键手段。每个企业都有法律义务确保其服务推广材料是真实合法的。服务推广法律一般是指由法规和规章制度及相关判例法组成的法律体系，旨在防止商家

在商品和服务销售过程中做出欺诈性推广行为，对消费者造成损害[2]。因此，这些法律往往在医疗服务、药品和医疗设备方面特别严格。

在美国，联邦贸易委员会（Federal Trade Commission，FTC）是负责监管服务推广的联邦机构。该机构负责执行现有的服务推广法律，并制定新的规章制度。

在广告真实性方面，也有相关的法律进行制约。这些法律涵盖以下信息：

- 健康声明：关于产品（如青光眼药物、抗衰老产品和补品等）宣称的功效的规章制度，也包括针对手术治疗效果的描述。
- 产品代言：按照相关法律的要求，名人为产品代言必须基于真实的观点、想法和（或）体验。代言人必须确实使用过该产品[3]。
- 面向儿童的广告：防止向判断能力较弱的青少年传递误导信息的相关法律。
- 使用"美国制造"的标签：按照该法律的要求，只有一定比例的材料是在美国本土生产的产品才可以在宣传中使用"美国制造"标签。
- 环境影响：与产品所产生的环境影响有关的法律，如标有"可回收"标签的产品中可回收材料含量相关的规定。

## 医疗保险和医疗补助反回扣法令

《反回扣法》（Anti-Kickback Statute，AKS）是基于意图的医疗服务推广的民事和刑事处罚法规。该法律适用于任何由联邦项目资助的产品或服务中推广方和第三方之间的价值交换行为。然而，某些不符合该法律的行为也可以受到保护，如安全港规则可用于保护某些支付和商业操作。受该规则保护的行为在法律上不被视为刑事犯罪。如果某一行为不在安全港规则范围内，则应仔细审查其相关的背景情况，即使该行为本身可能并不违法。通过激励措施增加业务的推广活动，一般会受到《反回扣法》的约束。

一个常见的情况是，医生会为潜在的就诊推荐方提供赠礼。然而，医生和其他医疗服务提供者都必须意识到，这类行为是《反回扣法》所明令禁止的[4]。

为了避免企业违规，美国劳工部监察长办公室（Office of the Inspector General，OIG）发布了关于医疗场合赠礼的合规指南。根据 OIG 的建议，如果赠礼和招待活动涉及可能推荐他人就诊者或影响他人就诊者，会大大增加违反《反回扣法》的风险。

医生在任何情况下都不应向就诊推荐方提供现金礼物。此外，也不能为就诊推荐方提供非货币性的礼物；礼品应仅具有名义价值（即实际价值极低或为零），并应与教育或行业活动和会议有关。如果医生与推荐方共同就餐，大部分时间应该用于讨论业务和（或）教育话题。医生应关注某一推荐方所支付的餐费及一年间的所有费用。

如果医生雇用了服务推广代表、医疗联络员或类似的员工，或使用外包员工为其进行业务推广，则其薪酬不应与就诊推荐数量挂钩。应提前约定雇员或外包方的薪酬总额，并与公平的市场价一致。如果医生雇用员工担任市场代表而不是将其外包，那么《反回扣法》可以提供更大的操作灵活性。与雇员有关的安全港规则允许雇主自行设定雇员薪资，其中可包括按比例计算的绩效工资。只有当雇员是以符合国税局规定的方式受雇用时，医生的行为才能受安全港规则保护。

最近出现了一系列涉及《反回扣法》的巨额案例。例如，社区卫生系统公司（Community Health Systems）的子公司健康管理协会（Health Management Associates）同意向联邦政府支付 2.62 亿美元，以处理相应的账单欺诈和回扣指控。据称，健康管理协会被指控向政府提交的账单有误，即将本应按照门诊或低价项目计价的服务归类为住院服务。同时，该协会还涉嫌向医生付费以换取患者推荐，以及向联邦医疗保险（Medicare）和联邦医疗补助计划（Medicaid）提交虚假夸大的急诊设施费用[5]。

另一起事件涉案金额较小，但也因违反《反回扣法》和《斯达克法》（详见后述）而使被告方支付了 2070 万美元的和解金。这起诉讼最初是由马里兰州的医学博士 Tullio Emanuele 于 2010 年根据《虚假索赔法》中的检举人条款提起的。Emanuele 博士 2001～2005 年在 Medicor 工作。在这起诉讼中，他指控哈默特医疗中心（Hamot Medical Center）在 1999～2010 年每年向医生支付高达200万美元的服务费用，以确保从医生处获得患者推荐[6]。

## 《斯达克法》

《斯达克法》(Stark Law)禁止医生将接受医疗保险支付的特定保健服务的患者推荐给与他们或与其家庭成员有财务关系的实体。适用于本法的医疗服务包括住院和门诊、化验、物理治疗、放射治疗和家庭保健服务。违规者的意图不在处罚的考量范围内[7]。

根据该法律，医生可在某些医疗服务推广活动中，为就诊推荐人支付非货币报酬。在这一例外情况中，医生可向推荐患者转诊的其他医生提供餐食或非现金礼物(如活动门票)，其年度限额约为423美元(截至2020年数据，根据每年的通货膨胀调整)。此外，还必须满足下列条件：

- 报酬不取决于推荐方所带来的转诊数量或价值或其他业务。
- 医生或医生所在的医疗单位及其雇员和工作人员不得主动索取酬劳。
- 该报酬安排不违反《反回扣法》或者任何有关医疗账单或索赔的联邦或州法律[7]。

截至2020年，“医务人员额外福利”(如用餐、停车和其他额外项目或服务)的每次支出限额为36美元[8]。如果某些医疗服务推广活动不符合这一例外原则，即为转诊推荐方提供了更多的资金，则付费方将无法合法地为转诊推荐医生或有关方所要求的任何指定医疗服务付费。

如果医生无意中向转诊推荐方提供了超出年度上限的非货币补偿，则在以下情况，该补偿被视为未超过423美元的限额：①非货币报酬超额部分的价值不超过年度上限的50%；②转诊推荐方向支付方返还了超额的非货币薪酬(或等于超额非货币薪酬价值的财物)[8]。

医生必须在收到超额非货币补偿后的日历年底前，或在收到超额非货币补偿之日起的连续180个日历日内(以较早者为准)返还相应的部分。对于同一转诊推荐医师或机构，每三年只有一次返还机会[7]。

具体处罚包括针对每项服务实施最高15 000美元的民事罚款，以及针对规避行为实施更高罚款。此外，违反该法的医生和其他实体可能失去参与医疗保险和医疗补助计划的权利。

这里探讨一个共同管理费的支付案例。在一起涉及威斯康星州密尔沃基市奥罗拉医疗公司（Aurora Health Care）的案件中，由于违反了《虚假索赔法》和《斯达克法》并遭到相应的指控，该公司最终需支付 1200 万美元的和解费[9]。根据原告方的指控，奥罗拉医疗公司与医生签订的报酬协议违反了《斯达克法》，因为这些协议在商业上不合理，而且纳入了医生预期的转诊推荐报酬。司法部称，相应报酬金额也超过了医生服务的公平市场价值，而且相应服务并未在合同中说明。同时，奥罗拉医疗公司也非法替两位医生向联邦医疗保险和医疗补助机构发送了服务账单。

在近期的一个案例中，联邦检察官于 2018 年 6 月对 9 名涉嫌参与回扣计划的被告提起公诉，涉案的欺诈性账单金额超过 9.5 亿美元。政府对加利福尼亚州（加州）长滩太平洋医院（Pacific Hospital）为脊柱手术转诊推荐支付回扣一事进行了调查和审判。整形外科医生、医学博士丹尼尔·卡彭（Daniel Capen）承认共谋和收取非法回扣的指控。据称，他为太平洋医院向保险公司提交了约 1.42 亿美元的索赔。依照检方控诉，医学博士蒂莫西·亨特（Timothy Hunt）和蒂法尼·罗杰斯（Tiffany Rogers）涉嫌向该医院推荐脊柱外科患者转诊并收取非法回扣，两人也承认了共谋罪的指控。太平洋医院医生管理部门前首席财务官乔治·哈默（George Hammer）也承认其在医院的企业税务申报中对非法回扣进行了欺骗性分类。此外，检方还起诉了两名脊柱外科医生、两家公司及与其中一名脊柱外科医生相关的人员。太平洋医院的前老板兼 CEO 迈克尔·德罗博特（Michael Drobot）由于策划了长达 15 年的医疗回扣计划，最终被判处 5 年以上监禁[10]。

## 《健康保险流通与责任法案》隐私权规则和服务推广

隐私权规则对于以服务推广为目的的使用受保护的患者信息做出了以下规定：

- 为该规则下的“服务推广”一词提供定义。
- 某些治疗或医疗服务不受该规则限制。
- 除有限的例外情况，以推广为目的使用或披露受保护患者信息需要患者个人授权[11]。

隐私权规则将服务推广定义为“与他人针对某一产品或服务进行沟通并鼓励对方购买或使用该产品或服务[11]”。如果该沟通行为算作服务推广，那么医生须首先获得患者的授权，才能进行沟通。例如，一名眼科医生通过电子邮件向一名前患者介绍一家不属于其业务范围的诊所，并告知对方这家诊所可以提供25美元一张的眼底照片。这种交流不能算作提供治疗建议，而属于推销眼底照相服务。

根据隐私权规则，服务推广还包括：

> 某一实体与任何其他实体之间的协议，其中该实体向其他实体披露受保护的患者信息，以换取直接或间接报酬；另一实体或其附属机构就其自身产品或服务进行沟通，鼓励沟通对象购买或使用该产品或服务[11]。

这一部分对服务推广的定义没有给出例外状况，因此在服务推广行为发生之前必须获得患者的授权。医生不得出于个人目的将受保护的健康信息出售给另一方。此外，如未获得所有相关人士的授权，医生不得将患者或注册名单出售给第三方。例如，医生在将患者的电子邮件或电话号码发送给另一家公司之前，必须获得许可。

隐私权规则还对“非服务推广”行为进行了定义，其中包括某一医生针对医疗产品或服务及其支付进行的沟通，也包括与医生参与医疗服务提供者网络或医疗计划网络相关信息的交流、健康计划的更换或者补充，以及只为医疗计划参保人提供的与健康相关的产品或服务（这些产品或服务会增加某一福利计划的价值，但不属于福利计划的一部分）。服务推广定义中的这一例外允许某一实体就其自身的产品或服务进行沟通[11]。

如果沟通是为了治疗患者个人而进行的，则不视作服务推广行为[11]。例如，以下的情况就不需事先获得患者授权：药房或其他医疗保健提供者向患者发送处方药复购提醒；视光师向患者推荐青光眼医生，或向患者提供免费的青光眼试用药。

第三种例外是在对个人病例管理或护理进行安排，或为个人推荐替代疗法、治疗方案和医疗服务提供方等情况下进行的交流[11]。例如，视光师与几个屈光医生分享患者的病例，以决定哪种术式最适合患者。

服务推广定义中的这三种例外状况必须符合隐私权规则,且相应的实体可以通过业务伙伴进行交流[11]。与以任何形式向商业伙伴披露信息的行为一样，在披露受保护的患者信息之前必须获得业务伙伴的同意,以便这些信息仅用于与受保护实体的沟通。

沟通本身不需要授权。因此，无论是服务推广、医患面对面的交流，还是医生向患者提供仅具名义价值的礼物，都不需要事先获得对方的许可。举例来说，在白内障患者进行手术时，以医生个人名义向患者赠送人工泪液、防护眼罩、胶带和太阳镜等行为并不需要授权。

## 儿童法规

美国于 1998 年颁布了《儿童在线隐私保护法》, 其中包括向儿童推广产品或使用儿童照片进行推广的相关法规。根据该保护法的要求，联邦贸易委员会（FTC）须颁布并执行有关儿童在线隐私的法规。该保护法于 2000 年 4 月 21 日生效；2012 年 12 月 19 日，FTC 发布了一项修订规则，并于 2013 年 7 月 1 日生效。该规则旨在保护 13 岁以下的儿童，并适用于收集、使用或公开儿童个人信息的大众及面向儿童的商业网站、在线服务（包括移动应用）。该规则所涵盖的运营商必须做到以下几点：

- 发布清晰全面的在线隐私政策，描述其从网上收集儿童个人信息的做法。
- 在线收集儿童的个人信息之前，向其父母直接发通知，并获得可验证的父母同意（除有限的例外情况）。
- 为儿童父母提供是否同意运营商收集和内部使用儿童信息的选项,但禁止运营商向第三方披露该信息(除非该信息对于网站或服务的实施必不可少，在这种情况下必须明确告知父母)。

- 为父母提供访问儿童个人信息的权利，以便查看和(或)删除相关信息。
- 为父母提供禁止运营商继续使用或在线收集儿童个人信息的权利。
- 运营商应保障其从儿童处收集的信息的保密性、安全性和完整性，包括采取合理步骤，仅向有能力维护其保密性和安全性的组织披露该信息。
- 仅在满足收集目的信息所需时间内保留从网站上收集的儿童信息，并采取合理的措施删除该信息，以防止未经授权的访问或使用[12]。

最有可能触及这项法律的问题就是儿童照片的使用。如果运营商在修订规则生效日期之前收集了含有儿童图像的照片或视频，则无须获得父母同意。然而，FTC 建议各实体最好在修订规则生效日期后停止使用或公开此类信息，或尽可能获得父母的同意。

## 联邦贸易委员会屈光手术专用条例

在 2008 年，FTC 制定了有关 LASIK 和其他屈光手术的服务推广指南。依照《联邦贸易委员会法》第 5 节中规定，禁止在商业活动中采取欺骗或不公平的竞争或影响商业活动的行为；第 12 节禁止发布虚假广告以诱导人们购买任何食品、药品、器械或服务[13]。根据《联邦贸易委员会法》第 5 节的规定，如果广告有特定表达或遗漏了一些对于消费者决定购买或使用该产品起到关键作用的信息，而可能误导在其他情况下理性行事的消费者，那么该广告就是欺骗性的。该法明确规定，如果某广告或商业行为造成或可能造成消费者无法合理避免的实质性损害，并且该损害不能被该广告或商业行为消费者或行业竞争提供的任何益处所弥补，则该广告或者商业行为属于不公平行为[12]。

该法案还对广告中可能出现的“明示”和“暗示”表达做出了相关要求。例如，在广告中声称“通过我们的 LASIK 中心恢复 20/20 视力的患者数量位于全球第一”属于明示。暗示是通过推理得出的间接说法。例如，一名患者表示“该手术过程很简单，我在术后很快就恢复了清晰视力”。这种说法意味着对于该 LASIK 中心的大多数患者来说，其手术并发症和（或）副作用均不明显，而医生必须有证据证明消费者可能从推广材料了解到的所有信息。针对屈光手术的安全性、有效性、成功性或其他益处表达不准确的陈述，将引起联邦贸易委员会的关注。例如，如果一则广告表示波前 LASIK 将使患者“不再需要配戴眼镜”，却没有进一步的证据支撑，那么这种推广可能具有欺骗性。此外，关于手术成功率、长期视力稳定性或手术结果的预测声明必须具备可靠的科学证据[13]。

FTC 也审查过程中纳入推广内容未提及的部分，并寻找那些可能误导潜在患者的遗漏信息。例如，如果广告上表示提供“免费咨询”，则还必须说明在手术前需要进行全面检查。

## 诉讼

跟其他类型的推广相比，医疗服务推广的诉讼风险更高。可能招致诉讼的问题包括版权或商标侵权，以及违反 HIPAA 的相关规定。医疗机构可通过适当的教育和合规培训规避诉讼，但仍建议咨询律师。

如果推广人员在使用他人的图像、文章或材料副本之前未进行尽职调查，则将面临更大的诉讼风险。即使是非故意侵权，也可能要承担数额巨大的法定损害赔偿责任。

美国商标审判和上诉委员会（Trademark Trial and Appeal Board）是负责处理商标异议程序的政府机构。如果申请人在推出其品牌或服务推广活动之前未进行适当的商标调查和授权，则通常会招致商标异议。此类商标异议程序的律师费可能会超过 75 000 美元。

商标侵权诉讼由美国联邦和州法院裁决。被认定应承担侵权责任的医生将需要承担 3 倍赔偿金（特殊情况下）及诉讼另一方的律师费（https：//www.healthcaremarketinglaw.com/）[1]。

## 合规方案

对于想要申请商标的医疗机构，建议对员工实施商标教育和合规培训，并在培训中涵盖以下方面[14]：

- 商标的定义和概念。
- 商标认证流程说明。
- 如何搜索、清除和申请注册商标。
- 商标使用指南。
- 商标合理使用的判断标准。
- 员工的角色、责任和工作程序。
- 创意和推广服务提供商的职责和工作程序。
- 数字服务推广及付费搜索中的商标应用。

每年应对负责品牌资产、服务推广和促销活动的员工及供应商进行风险和合规培训，以降低风险。

## 了解当地法律法规

每个执业医生都应该了解本国和本地区的医疗法律法规。应定期访问政府官网和文件，以确保自己所在医疗机构的每一项工作都符合最新的规章制度。

（周奇志　陈越兮　胡一骏　译　胡一骏　校）

## 参考文献

1. Hastings J. Health marcom legal risks in 2019. Collen: Healthcare Marketing Law Guide. Published January 10, 2019. Accessed August 25, 2020. https://www.healthcaremarketinglaw.com/2019/01/health-marcom-legal-trends-in-2019/.
2. Marketing law. HG.org Legal Resources. Updated 2020. Accessed August 5, 2020. https://www.hg.org/marketing-law.html.
3. Title 16. Chapter I. Subchapter B. Part 255. 38 Stat. 717, as amended; 15 U.S.C. 41 - 58. 74 FR 53138, October 15, 2009. Updated August 3, 2020. Accessed August 5, 2020. https://www.ecfr.gov/cgi-bin/text-idx?SID=70106629982253042 1fece37367c91d3&mc=true&node=pt16.1.255&rgn=div5.
4. Dresvic A. Key regulations impacting healthcare marketing: entertainment and gifts. Published 2010. Accessed August 5, 2020. https://www.thehealthlawpartners.com/files/rbma.january-february_2010.key_regulations_impacting_healthcare_marketing_-_entertainment_and_gifts.pdf.

5. Ellison A. Legal & regulatory issues: CHS subsidiary to pay $262M to settle fraud probe. Published September 26, 2018. Accessed March 2, 2019. https://www.beckershospitalreview.com/legal-regulatory-issues/chs-unit-to-pay-262m-to-settle-fraud-probe.html.
6. Ellison A. Legal & regulatory issues: UPMC Hamot, cardiology practice ink $20.7M settlement in kickback case. Published March 8, 2018. Accessed March 2, 2019. https://www.beckershospitalreview.com/legal-regulatory-issues/upmc-cardiology-practice-ink-20-7m-settlement-in-kickback-case.html.
7. Render H. 2019 Non-monetary compensation to physicians (and chance to review 2018). Health Law News. Published December 19, 2018. Accessed August 5, 2020. https://www.hallrender.com/2018/12/19/2019-non-monetary-compensation-to-physicians-and-chance-to-review-2018/.
8. Centers for Medicare and Medicaid Services. CPI-U updates: non-monetary compensation and medical staff incidental benefits exceptions. Updated Decmeber 20, 2019. Accessed August 25, 2020.
9. Ellison A. Legal & regulatory issues: Aurora Health will pay $12M to resolve improper compensation claims. Published December 13, 2018. Accessed March 2, 2019. https://www.beckershospitalreview.com/legal-regulatory-issues/aurora-health-will-pay-12m-to-resolve-improper-compensation-claims.html.
10. Ellison A. Legal & regulatory issues: ex-CFO, 3 surgeons charged in $950M kickback scheme in California. Published June 29, 2018. Accessed March 2, 2019. https://www.beckershospitalreview.com/legal-regulatory-issues/ex-cfo-3-surgeons-charged-in-950m-kickback-scheme-in-california.html.
11. 45 CFR 164.501, 164.508(a)(3).
12. Complying with COPPA: frequently asked questions. Accessed March 2, 2019. https://www.ftc.gov/tips-advice/business-center/guidance/complying-coppa-frequently-asked-questions#General Questions.
13. Marketing of refractive eye care surgery: guidance for eye care providers. Accessed March 4, 2019. https://www.ftc.gov/tips-advice/business-center/guidance/marketing-refractive-eye-care-surgery-guidance-eye-care.
14. Hastings J. Health system trademark compliance. Collen: Healthcare Marketing Law Guide. Published July 9, 2018. Assessed August 5, 2020. https://www.healthcaremarketinglaw.com/category/hipaa-marketing/.

# 第 15 章

## 服务推广的道德规范

James E. Looper Jr，Tracy Schroeder Swartz，王明旭

在 1982 年之前，美国医学会医德法典（American Medical Association's Code of Medical Ethics）明文禁止医生进行医疗广告宣传。直至联邦贸易委员会（FTC）于 1982 年赢得了一场针对美国医学会的诉讼，医疗服务的推广活动才开始变得合法合规。自该诉讼案以来，医疗行业的服务推广得到了飞跃式的发展。然而，这种蓬勃发展也导致行业内出现了一些道德伦理相关的灰色地带。

在前面的章节中，我们已经讨论了一些适用于服务推广的法律法规，这些法律条文规范了推广活动的各个方面，包括应该做什么和可以做什么。在本章中，通过列举若干个不符合伦理道德的服务推广例子重点讨论什么是不应该做的。

## 禁止夸大或虚报

第一条规则是避免发表夸大的、未经证实的和（或）虚假的声明。Tec Laboratories 和 CleanWell 这两家公司就曾经声称其生产的洗手液可以防止耐甲氧西林金黄色葡萄球菌感染，结果收到了来自 FTC 的警告信，要求他们从广告内容中删除这些不实的声明[1]。

另一个例子是 Airborne 的广告：该品牌曾宣称他们的补充剂是一种“健

康的草本配方，可以增强免疫系统功能并对抗病菌”（包括引起普通感冒的病菌）。然而，美国广播公司（ABC）在 2006 年的一项调查中发现，Airborne 用来证明其具有抗感冒功能的临床研究居然是由两名非专业人员进行的，而这项研究自始至终完全没有科学家或临床医生参与其中。为此，美国大众营养健康科学中心（Center for Science in the Public Interest）在 2008 年对 Airborne 发起集体诉讼，最终以 2300 万美元的赔偿达成和解。

当在服务推广中引用科学研究时，广告的声明必须有真实研究数据的支持。美国食品药品监督管理局（FDA）在对引用研究结论的广告进行调查时，通常会要求其提供具体的研究数据来证明其广告内容的真实性。例如，FDA 曾经要求 Eisai 公司提供有关 Dacogen 的产品相关信息。Dacogen 是一种用于治疗血细胞疾病的药物。药品销售人员向医疗从业者分发了患者手册，声称该药物对 38%的患者有积极疗效。然而 FDA 的调查发现，这仅仅是药效良好的一个亚组的患者数据，当统计了所有研究患者的数据后，药物积极反应率实际只有 20%。因此，FDA 在 2009 年 11 月向 Eisai 公司发出了警告信。

## 禁止抄袭

当创建网站或举办推广活动时，请勿抄袭其他机构的推广内容，必须使用原创的网站信息和服务推广内容。

## 禁止刻意误导

请勿在推广中歪曲事实或故意误导消费者。例如，费列罗（Ferrero）公司曾经在广告中宣称，他们的能多益（Nutella）榛子巧克力酱使用“纯正优质原料，如榛子、脱脂牛奶和可可”[2]，然而却并未提及该产品每两大汤匙中便含有 21g 糖和 200cal 热量的信息。为此，能多益的生产商被告上法庭，赔偿了 300 万美元。在 2010 年的一个类似案例中，Kellogg 公司在广告中表示，他们生产的一款脆米花可以“提供人体每天所需的抗氧化剂和营养物质（维生素A、维生素B、维生素C和维生素E）的1/4”，从而提高儿童免疫力。FTC认为这一说法“不可信”，并命令该公司撤销所有采用这种表述的广告[3]。

除此以外，也要确保广告中的图片或画面必须准确地反映事实，不能误导观众。例如，在2009年玉兰油眼霜的一则广告使用了一张模特Twiggy完全没有皱纹的照片，并声称该模特是因为使用了该产品才可以如照片一样毫无皱纹。然而真相是这张照片是被修饰过的[4]。在推广领域，对照片进行电脑后期加工违反了商业道德标准。

2018年11月，FDA向一家销售电子烟液的公司Electric Lotus发出了一封警告信，原因是该公司销售的电子烟液模仿了麦片和糖果等儿童食品的外包装，使其看起来很像是肉桂吐司脆（Cinnamon Toast Crunch，General Mills公司产品）、燕麦圈（Lucky Charms，General Mills公司产品）和米花糖（Rice Krispies Treats，Kellogg公司产品），还有一些包装得很像LifeSavers糖果（Wrigley Company产品）[5]。这些违规产品最终被勒令下架。

## 禁止超额定价

在为产品或服务定价时，应不得大幅度超过其实际价值。医疗保健产品的实际定价必须等同于或者小于其实际为患者带来的价值。达能（Dannon）公司生产的碧悠（Activia）酸奶就是一个过高定价的案例。2010年，该公司曾在广告中称其益生菌酸奶经过“临床实践证明”和“科学证明”可以增强免疫系统功能，帮助消化，并为碧悠酸奶设定了高于其他酸奶30%的价格。最终，达能公司被告上法庭，并被判处4500万美元的罚款。同时，该公司被勒令从其产品标签上去除“临床实践证明”和“科学证明”的字眼[6]。

无独有偶，沃尔玛公司也曾卷入一场定价风波。2014年，该公司在全美范围内为12罐一箱的可口可乐进行推广宣传，并标价3美元。然而在纽约州，消费者却需要花费3.5美元才能购买到该产品。根据沃尔玛公司员工对消费者的解释，会出现这种差价是因为纽约州会征收“糖税”，所以这个全国性促销活动价格不适用于纽约州。随后，纽约州总检察长施奈德曼（Eric Schneiderman）对上述销售行为进行了调查，并指出这种加价 16%的行为违反了《纽约州一般商业法》（New York State's General Business Law）的第 349 条和第 350 条。最终，沃尔玛公司为此支付了超过 6.6 万美元的罚款[7]。

## 禁止隐瞒潜在的副作用

在进行医疗产品及服务推广时，请勿隐瞒治疗或医疗服务的潜在副作用或不良反应。2009 年，Allergan 公司由于没有在其网站上向消费者告知使用 Latisse（比马前列素）的风险，并使用了具有误导性的用词，FDA 对其进行了通报并发出警告信[8]。

2010 年，FDA 也曾针对礼来公司（Eli Lilly）发出警告，原因是该公司没有在 Cymbalta 的纸质广告中以明显的方式标明用药风险信息。该药品的广告以一位患有慢性膝关节疼痛的女性作为案例，但并未在广告的同一页标注服用该药物可能会造成恶心、失眠、腹泻和自杀倾向等风险。这些信息只出现在广告页旁边的页面上[9]。

## 禁止发布对竞争对手产生负面影响的宣传

请勿在宣传中恶意抹黑竞争对手或传播负面信息。相反，重点应该放在为患者传达关于自家企业的正面信息，以此来阐述自己的优势。

## 禁止用性感偶像或压力销售

请勿通过性感偶像进行医疗健康相关的服务推广。医疗健康行业的服务推广应该只关注产品或服务本身。近期的一个案例就涉及明星贾斯汀 · 汀布莱克（Justin Timberlake）及其代言的 Bai 品牌。2018 年，加州的一名男子提起诉讼，称饮料制造商Bai公司宣传的“纯天然饮料”实际上含有未公开声明的人工香料，因此违反了该州及联邦法律[10]。当时，汀布莱克不仅是该品牌代言人，还担任该品牌2016年度的“首席口味官”。

此外，请勿使用“限时优惠”或怂恿患者立即行动的方式来推广产品或服务。

## 禁止歧视

如果服务推广内容中传达了区别对待某些种族、年龄、性别或宗教信仰者的信息，也属于不符合伦理道德的做法。以下是两个反面教材：一个例子是PlayStation（索尼娱乐公司的游戏品牌）在欧洲发布的广告牌上印有“白种人来了”的字样，并伴有一名白种人女性不怀好意地搂着一名较矮的黑种人女性的图像。另一个例子是英特尔公司的广告，其中一名高大的白种人男子的脚边跪着6个非洲裔美国人，并配有这样的文字——“提高运算效率，最大限度发挥员工的力量”[11]。

## 禁止滥发垃圾邮件

在收件人未同意的情况下，请勿发送以推销服务或产品为目的的电子邮件[12]。在医疗健康行业，这种未授权的滥发邮件行为可能违反HIPAA。

## 禁止试图操纵搜索引擎

在网站管理和搜索引擎优化领域也可能出现一些不合伦理的行为。例如，网站的内容必须是原创的，不能复制其他网站的内容；不要使用影子域名，即以欺诈的方式为网页带来流量的域名；使用过多的关键词或标签页会让网站看起来不专业，且不利于搜索引擎优化；不要在页边距或页脚隐藏文本[13]；不要使用“黑帽链接”，即通过在其他网站滥发评论或帖子及攻击其他网站放置自家网站链接，这些都属于不合伦理道德的行为。

## 另一个伦理问题：患者共同管理

虽然眼科从业者在服务推广过程中不会考虑到共同管理的问题，但联邦医疗保险和医疗补助服务中心（Centers for Medicare & Medicaid Services）与一些其他机构非常关注这一方面。1992 年，联邦医疗保险和医疗补助服务中心开始关注大型外科手术（包括眼科手术）的总体治疗费用，包括术前、术中和术后诊治的单独或者整体费用。如果对总体诊疗费用进行细分，术前和术中诊疗费用占全周期总成本的 80%，而术后服务费用仅占 20%[14]。2000 年，美国劳工部监察长办公室（Office of the Inspector General，OIG）修订了转诊安全港规则，并强烈反对眼科医生和视光师之间分摊手术费用的常规操作。OIG 指出，如果医生根据 54/55 的分摊比例向联邦医疗保险提交按 80/20 比例计算的白内障手术费用，转诊安全港规则并不能起到保护转诊安排的作用[15]。虽然 OIG 没有宣布此类安排不合法，但表示将一一审查具体案件情况。

2000 年，美国白内障和屈光手术学会（ASCRS）及美国眼科学会（AAO）联合发表了一篇论文，公开表示只应在特殊情况下开展共同管理。两个机构都主张只有在手术医生不在或患者无法前往手术医生诊室时才能进行术后诊疗的共同管理。作为回应，美国视光师协会（AOA）发表了一篇题为《术后视光学诊疗》的论文，反驳了 AAO 和 ASCRS 的观点[16]。AOA 表示，AAO 和 ASCRS 在共同管理上的立场没有相应伦理规则、联邦法规或法律的支持，并建议从伦理和法律的层面来考虑这个问题才能达到为患者提供优质服务的目标。

2011 年 10 月 7 日，OIG 发布了一项指导意见，允许医疗机构对常规和高端人工晶状体植入术患者进行共同管理。如受保患者在白内障手术期间选择进行植入高端人工晶状体，医保将为其报销手术费用和常规人工晶状体植入术的费用。在这种情况下，受保患者需承担常规人工晶状体与高端人工晶状体之间的差价，包括由于选择高端人工晶状体而需要增加的术前检查，以及矫正屈光不正相关的人员和设备支出[17]。2011 年的这项指导意见还指出，视光师可以对医保未覆盖的白内障手术和共同管理相关的医疗服务收取费用。

2016 年，AAO 发布了《眼科术后诊疗共同管理指南》( Comprehensive Guidelines for Comanagement of Ophthalmic Postoperative Care )[18]。根据这些指导方针，以下情况可采用共同管理：

- 眼科手术医生和非手术的医疗人员在完善的医疗体系( 如退伍军人管理局医疗系统或国防部医疗系统 ) 内提供术后诊疗服务。其眼科手术医生和非手术医疗人员都属于单位内部员工，因此可不直接参与联邦医疗保险共同管理。共同管理或转诊方面的原则是以保证患者安全为前提，且转诊时机需要考虑术后病情的稳定程度及患者意愿。
- 患者无法回到手术医生的诊室复诊：
  - 由于距离太远，患者无法前往眼科诊所。
  - 此前安排患者手术的相关机构或人员无法再次将患者送到手术医生所在诊所。
- 实施手术的眼科医生因故无法提供诊疗服务：
  - 手术医生由于旅行、疾病、休假，或在眼科医生短缺的地区进行手术等原因无法提供诊疗服务。
- 患者意愿优先权：
  - 患者以希望节省复诊交通费用、交通时间或不方便等理由主动要求共同管理或转诊，并签署了相应的知情同意书；同时，为患者实施手术的医生了解并信任接手复诊的非手术专业人员，且认为后者的能力和经验足以应对可能出现的情况、为患者进行准确诊断和治疗，并在必要时能做到向手术医生寻求建议。
- 术后病程变化：
  - 在患者出现其他疾病或并发症的情况下，最好由另一个有相关资质的医疗单位和人员进行处理。
  - 患者出现并发症。

同时，该指南还特别规定，共同管理和转诊必须在患者签署书面同意协议后方可实施，且必须满足以下标准：

- 患者主动提出要求术后转诊，并以书面形式签署知情同意书。
- 手术主刀医生确定术眼病情足够稳定，能够进行转诊或共同管理。
- 手术主刀医生认为该转诊或共同管理的安排是合理恰当的。
- 被委托的非手术医疗人员同意接手患者的诊疗。
- 本州法律允许具备相应资质的非手术专业人员提供术后诊疗服务。
- 手术主刀医生了解并信任接手复诊的非手术医疗人员，且认为后者的能力和经验足以应对可能出现的情况、为患者进行准确诊断和治疗，并在必要时能做到向手术医生寻求建议。
- 手术主刀医生和转诊的非手术医生之间没有就将术后患者送至非手术医生处复诊的协议或共识。
- 该转诊安排遵循所有适用的联邦和州法律法规，包括联邦《反回扣法》《斯塔克法》及涉及费用分摊和患者中介的州法律[2]。
- 一旦患者或转诊非手术医生提出要求，手术眼科医生或经过专业培训的眼科医生必须直接或间接地为患者提供与手术有关的必要医疗服务。
- 对非手术专业人员支付的报酬须符合以下原则：
  - 非手术医疗人员的共同管理费用应与实际提供的服务相符，并应由非手术专业人员单独收取。
  - 对于联邦医疗保险/医疗补助计划的受保患者，其共同管理产生的相应费用应与其他联邦医疗保险/医疗补助计划的结账和编码规则保持一致，且不应产生更高额的费用。
  - 应将共同管理产生的费用如实告知患者，如支付给非手术医疗人员的报酬，以及非手术医疗人员可能收取的超出联邦医疗保险/医疗补助计划或第三方付款机构/人士可报销的任何其他费用。
  - 对于联邦医疗保险/医疗补助计划未涵盖的服务，可能需要采用其他的收费体系，然而其收费也必须与向患者提供的服务、公开告知患者的服务项目及由患者签署的书面同意书内容保持一致，同时也应遵守所有适用的联邦和州法律法规。
- 根据相关政策的要求，转诊或共同管理必须记录在病历里。

- 手术医生和非手术医生之间应共享患者相关的所有临床资料。

众所周知，《斯塔克法》中有一项规定，如果医师或其直系亲属与某个医疗保险指定医疗机构存在经济关系，则该医师是不可建议患者转诊到该机构的。向转诊医师支付共同管理报酬即构成经济关系，并存在违反《斯塔克法》的风险。而根据例外条款，外科医生可在事先确定转诊服务价格的情况下向转诊医生支付费用，而该费用金额应保持不变，不与转诊的数量或价格挂钩，且需反映所提供服务的公平市场价格。例如，在一次共同管理安排中，转诊医生在术后为患者提供飞秒激光辅助的超声乳化手术，并从中获得了1000美元报酬，这就超过了公平合理的市场价格。

## 制订共同管理协议体系

手术主刀医生和转诊医生应在安排患者转诊时起草一份共同管理协议。为符合各种法规，协议中应包括以下内容：

- 事先确定的薪酬金额。
- 协议条款不应与手术主刀医生的转诊推荐数量挂钩，以免诱使手术主刀医生增加患者转诊推荐数量。
- 对所提供的服务进行充分的描述，包括与手术主刀医生的沟通方式，以及在何种情况下将该患者交回给手术主刀医生进行治疗。
- 由独立的第三方进行评估，以确保薪酬的金额合理。
- 为核实违禁行为而进行的定期检查或审核不包括在内。
- 允许医生根据患者的医疗需求做出独立的决定。
- 为协议设定有效期限，通常为3年。

此外，患者与手术主刀医生之间还需签署共同管理知情同意书[19]。该协议通常在安排手术时签署。眼科互助保险公司指出，患者需要知道哪些诊疗措施委托给共同管理的医生，并可以随时联系手术主刀医生进行治疗。同时医生也应当按照当地法律法规制订知情同意书，如佛罗里达州的眼科医生应该制订符合佛罗里达州法律的共同管理知情同意书[20]。

## 伦理标准

大多数职业团体都针对行业伦理标准制定了相应的行为指南。以下是有关服务推广的规则：

### 美国眼科学会伦理标准

13. 公共信息传播。向公众传播的信息必须准确，不得通过陈述、证言、照片、图片或者其他方式传递虚假的、不真实的、欺骗性的、误导性的信息；不得遗漏可能会使传播具有欺骗性的重要材料。信息传播既不能以过度或不公平的方式引起个人的焦虑，也不能使公众产生对结果的不合理期望。如果信息传播涉及高风险的眼科手术的益处或特点，那么传播的内容还必须包括对其安全性和有效性的真实评估、其他可替代的治疗方案及对可替代治疗方案的描述，甚至可包括对可替代方案的优点及特点的评估，从而避免信息传播的欺骗性。信息传播不得对眼科医生的资质、培训经历、经验或能力进行不实报道，更不能发表无法证实的关于优越性的实质性声明。如果信息传播是由眼科医生付费的，则必须公开表明，除非其性质、形式或使用的媒体已经表明[21]。

符合道德规范的服务推广有助于提升医生威望、树立专业形象和培养患者的忠诚度，而不符合道德规范的服务推广则能毁坏个人名望、失去患者信任，并导致一系列法律问题。

### 美国视光学会伦理规范第 5 节

**第 5 节**

根据学会对于其成员的专业标准要求，其成员须公开声明和公告，所有宣传推广活动不得具有欺骗性、欺诈性或误导性。

由于一些患者希望了解，也有权知道更多有关视力保健（包括验光和视觉科学）的信息，因此，在特定准则内适当地传播信息可以满足他们的最大利益。

美国视光学会成员在参与公共教育时：

5.1 应以患者的最大利益为出发点，并强调视光学的目标是为所有患者提供卓越的视力保健。

5.2 确保向公众传播的信息均以科学知识和事实为根据。

5.3 不得在公众或媒体面前滥用学院会员资质身份。

5.4 必须确保在适用情况下，关于眼保健的声明应遵循常规的知情同意，注明其他替代的治疗方案及其疗效，以及并发症。

5.5 不得出于推广宣传目的给予报纸、电台、电视或其他传播媒体代表人报酬，或进行包括服务在内的其他形式的等价服务或产品交换。

5.6 应了解可能会存在一些视光师由于其言论被曲解而无意中误导公众的情况，以及可能会有少数人试图通过虚假和误导性的措辞吸引患者的情况。为此，学会明确强调这些情况不符合公众利益，是不符合学会成员规范的行为。[22]

## AOA 有关医患社交媒体上互动的指导建议

2012 年 11 月，AOA 发布了针对社交网络和互联网上的医患互动的指导建议。根据该项文件，眼科医生应当在互联网上也保持与在医疗场所行医时同样的道德标准。遵循下列的指导建议，可以帮助眼科医生维护医患关系、保护患者隐私和信息安全：

1. 不在社交媒体上（如 Instagram、推特和脸书）使用私人账号与患者互动（无论是目前正在治疗还是曾经治疗过的患者）。

2. 应当在验证患者身份后，再与患者进行线上沟通。

3. 在与同行进行线上交流时，应确保所使用的网络环境是安全的且需要注册认证；需使用密码保护患者的医疗信息。

4. 为保护患者隐私，需避免使用真实姓名或代号、照片或者身份信息。

5. 在记录线上医疗信息时，眼科医生应披露相关的经济利益。

6. 由于网上发言可能会被转发，医生需注意自己的网络言论是否与事实相符。

7. 每个医疗机构和办公室都应该制定有关员工使用互联网和社交媒体的规章制度。

8. 个人邮箱需要与办公邮箱进行区分。

9. 医生在网络上行为应当遵守与在医疗机构行医时同样的标准[23]。

（周奇志　陈越兮　陈晓蓓　译　胡一骏　校）

## 参考文献


1. Wong S. They claimed what? 10 products with outrageous marketing claims. Published March 12, 2012. Accessed March 9, 2019. https://groups.google.com/g/opendebateforum/c/xUBkihtrHRY/m/UcV9shKtzIYJ?pli=1.
2. Burnham T. Nutella maker may settle deceptive ad lawsuit for $3 million. *NPR*. Published April 26, 2012. Accessed August 6, 2020. https://www.npr.org/sections/thesalt/2012/04/26/151454929/nutella-maker-may-settle-deceptive-ad-lawsuit-for-3-million.
3. Young S. Kellogg settles Rice Krispies false ad case. Published June 4, 2010. Accessed March 9, 2019. http://thechart.blogs.cnn.com/2010/06/04/kellogg-settles-rice-krispies-false-ad-case/.
4. Sweney M. Twiggy's Olay ad banned over airbrushing. *The Guardian*. Published December 16, 2009. Accessed August 6, 2020. https://www.theguardian.com/media/2009/dec/16/twiggys-olay-ad-banned-airbrushing.
5. US Food and Drug Administration. Misleadingly labeled e-liquids that appeal to youth. Updated July 20, 2020. Accessed August 6, 2020. https://www.fda.gov/TobaccoProducts/NewsEvents/ucm605729.htm.
6. Heilpern W. 18 False advertising scandals that cost some brands millions. Business Insider. Published March 31, 2016. Accessed August 6, 2020. https://www.businessinsider.com/false-advertising-scandals-2016-3#activia-yogurt-said-it-had-special-bacterial-ingredients-2.
7. Wal-Mart settles false advertising case. Corporate Crime Reporter. Published September 16, 2014. Accessed August 6, 2020. https://www.corporatecrimereporter.com/news/200/wal-mart-settles-false-advertising-case/.
8. FDA warns maker of Latisse about misleading claims. Consumer Reports News. Published September 17, 2009. Accessed March 9, 2019. https://www.consumerreports.org/cro/news/2009/09/fda-warns-maker-of-latisse-about-misleading-claims/index.htm.
9. Ruiz R. Ten misleading drug ads. Forbes.com. Published February 2, 2019. Accessed March 5, 2019. https://www.forbes.com/2010/02/02/drug-advertising-lipitor-lifestyle-health-pharmaceuticals-safety_slide.html#599b246a2398.
10. Goldblatt D, Naumann R. Justin Timberlake accused of deceiving consumers in class action lawsuit over Bai Brands beverages. The Blast. Published May 3, 2018. Accessed March 10, 2019. https://theblast.com/justin-timberlake-bai-brands-beverages-lawsuit/.

11. Minato C. 10 recent racist ads that companies wish you could forget. Business Insider. Published June 7, 2012. Accessed August 6, 2020. https://www.businessinsider.com/the-10-most-racist-ads-of-the-modern-era-2012-6#intel-released-an-ad-they-knew-was-racist-7
12. Martins AT. 10 examples of unethical marketing practices that ruin reputation. Profitable Venture Magazine LLC. Accessed August 7, 2020. https://www.profitableventure.com/examples-unethical-marketing-practices/.
13. Dobkowski M. 10 steps to help your ophthalmology practice avoid SEO malpractice. Published January 5, 2009. Accessed March 5, 2019. http://www.interactiverefractive.com/10-steps-to-help-your-ophthalmology-practice-avoid-seo-malpractice/.
14. Brendel AM. Navigating the comanagement waters: it can be treacherous, so don't go it alone. Ophthalmology Management. Published March 1, 2018. Accessed March 4, 2019. https://www.ophthalmologymanagement.com/issues/2018/march-2018/navigating-the-co-management-waters.
15. Medicare and State Health Care Programs: Fraud and Abuse; Clarification of the Initial OIG Safe Harbor Provisions and Establishment of Additional Safe Harbor Provisions Under the Anti-Kickback Statute. *Fed Regist*. 1999;64(223):63518,63548-63549. 42 CFR 1001.
16. American Optometric Association. Optometric postoperative care. Published April 27, 2000. Accessed August 7, 2020. https://www.aoa.org/Documents/about/06b_Other_AOA_Postoperative_Care_Position_Paper.pdf.
17. Morris L. OIG advisory opinion no. 11-14. Department of Health and Human Services: Office of Inspector General. Published October 7, 2011. Accessed August 7, 2020. https://oig.hhs.gov/fraud/docs/advisoryopinions/2011/AdvOpn11-14.pdf.
18. American Academy of Ophthalmology. Comprehensive guidelines for the co-management of ophthalmic postoperative care. Published September 7, 2016. Accessed August 7, 2020. https://www.aao.org/ethics-detail/guidelines-comanagement-postoperative-care#one.
19. Ophthalmic Mutual Insurance Company: A Risk Retention Group. Sample informed consent document. Accessed August 7, 2020. https://www.omic.com/wp-content/uploads/2018/07/Consent-for-comanagement-of-surgical-patients.docx.
20. Ophthalmic Mutual Insurance Company: A Risk Retention Group. Florida co-management law mandates new informed consent process. Updated 2020. Accessed August 7, 2020. https://www.omic.com/tips/alert-change-to-florida-co-management-law-mandates-new-informed-consent-requirements/.
21. American Academy of Ophthalmology. Code of ethics. Published January 1, 2020. Accessed August 7, 2020. https://www.aao.org/ethics-detail/code-of-ethics#public.
22. American Academy of Optometry. Fellowship standards. Accessed August 7, 2020. https://www.aaopt.org/membership/member-resources/fellowship-standards.
23. Carman C, Totten D. Social media recommendations. American Optometric Association. Published November 2012. Accessed August 25, 2020. https://www.aoa.org/about-the-aoa/ethics-and-values?sso=y.

# 第五部分

# 颠覆性技术和未来方向

# 第 16 章

## 影响服务推广的颠覆性技术和趋势

Kane Harrison

克莱顿 · 克里斯坦森（Clayton Christensen）在《创新者的窘境》（*The Innovator's Dilemma：When New Technologies Cause Great Firms to Fail*）一书中写道，当一项技术的性能超过客户的需求时，颠覆性的改变就会发生[1]。在这种情况下，现有的市场竞争根基会发生改变，新技术将在某些方面超越现有技术。在本书中，笔者将技术创新划分为延续性创新和颠覆性创新[1]。顾名思义，延续性创新是在既有技术的基础上进行技术改良；颠覆性创新则是利用全新且未经改进的技术，因此可能在应用初期遭遇性能方面的问题。这种技术的早期受众有限，而且可能在发布之前没有进行过实际应用。

汽车曾经就是一项颠覆性技术。当这种交通工具刚被发明时，在美国的土路上一骑绝尘的司机除了感受到自己的社会地位卓然提升之外，大概很难想象接下来的世界还将发生什么变化。而如今，汽车已经成为全球最主流的交通工具。美国消费者的汽车债务已累计超过 1.1 万亿美元[2]。尽管汽车债务大幅增长，但获得驾照的人数正呈现逐步下降的趋势[3]。密歇根大学的最新研究数据表明，越来越多的十几岁和二十几岁的年轻人不再申请驾照，而这一趋势在几乎所有年龄段人群中都有所体现[3]。

美国密歇根大学交通研究所的迈克尔 · 西瓦克（Michael Sivak）和布兰登 · 舍特勒（Brandon Schoettle）调查了 1983～2014 年美国驾照制度的变化，并在报告中指出，45 岁以下持有驾照的人口比例呈现持续下降的趋势[3]。自

2008 年以来，45～69 岁持有驾照的美国人口比例在连续 25 年上升之后，出现了整体下降。

购车环境的改变催生了像优步（Uber）和来福车（Lyft）这一类替代性交通解决方案的出现。汽车产业的这一颠覆性变化也波及一系列相关的周边产业，包括保险、零部件、能源及其他与运输业相关的行业。

在医疗领域中，颠覆性技术的例子也比比皆是，包括人工智能（AI）、免疫调节治疗、液体活检、基因治疗和人体器官的三维打印等。仿生眼和脑部植入芯片目前也正在研发阶段[4]。在眼科学领域，有很多颠覆性创新技术已成为行业的标准，并被广泛应用。试想一下，如果当年检眼镜的发明者可以看到如今的视网膜光学相干断层成像技术或广域视网膜成像技术，他将作何感想。在现在的眼科工作中，医生可以利用计算机算法的视野检查，在无麻醉的情况下进行接触性眼压检查，并且每天都在应用准分子激光和飞秒激光这样的新治疗手段。

与此同时，互联网的发展也对眼科领域产生了较大影响。目前，线上购买已经成为人们购买隐形和框架眼镜的主要方式；网购隐形眼镜的比例已从 2013 年的 17.5% 逐步上升至 2016 年的 19% 左右[5]。还有一些品牌现在只通过互联网销售，而不通过眼科机构销售。同时，线上眼科检查也应运而生，如 Opternative 公司就在致力于研发仅通过在线测试就能得到处方眼镜的系统。2017 年，网络渠道售出的处方眼镜达到 800 万副，而这仅占美国处方眼镜市场总额的 4.2%[6]。

在美国眼镜行业也有一个颠覆性企业，即如今声名远扬的沃比·帕克（Warby Parker）。该公司从 2010 年开始便只通过线上销售眼镜。根据 Vox.com 的报道，沃比·帕克在 2018 年 3 月 14 日通过 E 轮融资筹集了 7500 万美元，从而使总融资额达到 3 亿美元左右[7]。截至该文章发表时，这家总部位于纽约的公司的上市前估值已跃升至 17.5 亿美元。沃比·帕克达到这个水平只用了 10 年时间，而此前的汽车行业花了整整 100 年。

## 颠覆性技术

如今在各个渠道中，潜在患者对于个性化定制服务都表现出浓厚的兴趣，尤其是在移动端内容方面。因此，在不久的将来，患者体验、患者数量的保持和增长及患者数据分析将成为服务推广的最重要版块。拥有先进而专业的获客技术的眼科机构及眼科服务提供商将会获得更大的成功。

在提供个性化眼科服务方面，眼健康领域的推广团队和经营者面临着许多挑战。随着整个行业变得越来越以患者为中心、以结果为导向，他们需要找到合适的工具才能破局，因此也面临着巨大的压力。患者对个性化服务的期望比以往任何时候都高，企业领导者也在要求市场推广保持更高的透明度，以监督他们的投资回报。

在服务推广领域，存在"营销四要素"（4P）的概念，即价格（Price）、产品（Product）、促销（Promotion）和渠道（Place）。多年来，这些要素已成为眼科推广工作的立足点。然而，如今的推广范围已不再局限于当地报纸、广告牌和电视，而是愈发扩大。虽然这些要素也可以成为整体战略的一部分，但现在的新兴技术正在影响着整个服务推广生态系统，4P 也不例外。随着程序化广告的推进，在线广告销售的自动化、会话机器人及个人虚拟代理操作的动态定价模型等新兴技术都将会加剧服务推广领域的竞争。

为了制订具有创新性的技术性战略，必须采用一种旁观者视角，勇于探索未来的发展，找到可改进的领域并为颠覆性创新做好准备。在不断变化的环境中，只有应时而动且积极采用新技术的人才会成功。

### 颠覆性趋势

患者已经开始对虚假和不符合自身需求的广告越来越麻木，如 299 美元的 LASIK 或者向年轻的近视群体推销老视手术。患者希望自己喜欢的品牌能精准捕捉他们的偏好，提供个性化的互动服务，并且能具备一定的社会影响力。

患者正在按照自己的方式重新定义品牌的价值,并要求能在他们所选的渠道中体验到更加便利和有价值的服务。

## 信任与价值观

根据 Gartner Iconoculture 的数据，消费者信任和价值观正在发生根本性的变化[8]：93%的消费者信任本地企业，而只有 41%的消费者信任全国性大型企业。由此可见，如今的顾客更相信自己熟悉的本地小企业。而该公司的民意调查数据还显示，“宁静”正在快速成为消费者最重视的关键品质，这也意味着人们越来越喜爱清静的场景和环境。此外，消费者重视的方面还包括“安全感”和“包容性”。只有了解消费者在这些价值观和思维方面的改变，才能够在不断变化的眼科领域占据有利的竞争地位。

## 塑造环境的趋势

政治、经济及文化的极端化，对于推广工作也有深远的影响。患者通常只会通过同一种渠道了解世界并获取相应的信息，而我们必须了解其中的变化趋势，才能从竞争中获胜。与上一代人相比，今天的消费者更加两极分化，这种分化并不局限于政治。就美国而言，贫富差距日益扩大，在当前的大环境下，品牌故事不再局限于各个企业自行传递的信息。如今的患者会自发地学习与了解医疗服务和产品,因此任何关于品牌的公开信息都将成为品牌故事的一部分。

## 患者对服务内容的期望

90%的品牌至少会推出一种个性化服务推广方式。然而，如果品牌无法有效地制订个性化服务内容，最终也将面临失败。大多数推广人员没有意识到，即使坐拥大量的患者数据，他们也没有足够的内容来满足潜在患者的期望。因此，推广机构需要重新构思自己的创意，将推广内容进行划分并与客户数据相结合，从而更好地为患者打造个性化体验。

## 语音搜索查询

2019 年在加州圣迭戈举行的美国白内障和屈光手术学会会议上，有关颠覆性趋势的主要话题就是以亚马逊的 Alexa 为代表的 AI 交流技术，以及以谷歌为代表的智能个人助理技术。一些品牌重新设计了自己的网站，将视觉和语音搜索功能纳入其中，以提升线上流量、收入及市场份额。语音搜索正在逐步成为移动用户的主要搜索模式。

随着语音搜索的不断发展，这种技术将彻底颠覆此前卓有成效的付费搜索和有机内容战略。在不久的将来，像 Alexa 这样的 AI 技术将更大程度参与到患者的医疗交易中。以下是两个关于 Alexa 的重要信息：

1. Alexa 是一个会话机器人，即一种通过拟人化（即具有人类特征）技术实现与人类面对面交谈功能的软件。

2. 亚马逊与谷歌是两家理念不同的公司，并互为竞争对手。

## 利用语音辅助技术优化网站

以下列举了优化网站的 Alexa 搜索排名的五种方法。Alexa 搜索引擎优化（SEO）审计工具是一个可用于网站优化的工具。为了让搜索引擎尽可能容易地找到和理解网站内容，首先要完成很多琐碎的技术性设置。尽管这些方法看似很简单，但它们对于提升网页曝光度有很大的作用。具体的优化元素包括以下四个：

1. 标题标签：显示在搜索结果、外部网站和浏览器选项卡中的蓝色链接。一般来说，它定义了网页的标题，对于社交网络共享和搜索引擎优化都很重要。最好将标题标签保持在 65 个字符以内，以便适应搜索引擎的结果呈现方式。

2. 描述标签：在标题标签下面的文字，用于简洁地描述网页内容（大约 155 个字符）。由于描述标签是潜在访问者与网站的初次互动，应采用引人注目的文字来吸引访客点击进入。

3. H1 标签：可帮助网络爬虫/机器人程序了解网页内容。每个页面只有一个 H1 标签，类似页面标题标签。如果 H1 标签是用户正在搜索的问题，那么关联的内容就会被当作答案呈现在搜索结果中。根据用户的问题优化 H1 标签并添加适当的关键字将提高在搜索结果中的排名。

4. Alt 标签：网站中图片内容的描述。当网站中的图像无法显示时，Alt 标签会对图像进行描述。搜索引擎会使用这些描述对图像进行解读，或者给出相应内容的上下文。Alt 标签应该使用简洁形象并与关键字相关的文本。这不仅可以让搜索引擎正确解读网站的内容，更重要的是可以让有视力障碍的访问者在访问网站时听到 Alt 标记的内容。

**重复性内容**

如果处理不当，重复性内容会给搜索引擎优化带来负面影响。大量复制同样的信息会削弱网页的可靠性。因为谷歌通常会过滤掉搜索结果中的重复内容，这可能导致搜索结果中显示错误的网页版本。换句话说，搜索引擎需要在含有同样内容的网页中做出抉择，以判断哪个与搜索最相关。

**失效链接**

失效链接会严重损害用户体验，导致转化率和销售额下降。对于搜索引擎来说，链接失效是劣质网站的信号，这可能会对网站排名产生负面影响。对网页进行重新命名或者移动网页时没有及时更改内部链接，链接内容被删除、转移或更改，都会导致链接失效。即使网站本身的链接没有改变，其中包含的外部链接也很有可能已经失效。因此必须要对网站进行定期审核管理，查看网站的内部和外部链接，确保访客及网络爬虫不会被失效链接所误导。

**HTML 标签和认证指标**

网页数据统计标签可以帮助我们制订相应的经营决策。在为网站进行统计分析时，应使用正确无误的分析工具代码（如 Alexa 网站流量排名、谷歌分析、Facebook 像素等)，以便准确追踪和计算网站流量。定期进行网站审计，以确保网页内容的及时更新和网站数据分析的准确性。

**网站性能**

网站的性能会影响访客的体验和搜索排名。一篇发表在 Alexa 博客中的研究报告称，47% 的人希望网页能在 2 秒内完成加载[9]。因此，打开网页的这几秒至关重要，谁都不希望因为加载时间过长而损失顾客转化率。在搜索引擎优化方面，谷歌在其网站管理员中心博客[10]中表示，页面加载速度也是其网页排名算法中的一个因素。

颠覆性技术将不断为医疗领域带来变革，作为从业者也必须与时俱进。

（孙 鹏 陈晓蓓 译 胡一骏 校）

## 参考文献


1. Christensen CM. *The Innovator's Dilemma: When New Technologies Cause Great Firms to Fail.* Harvard Business School Press Boston; 1997:10-11.
2. Fontinelle A. American debt: auto loan balances total $1.2 trillion in 2020. Accessed August 14, 2019. https://www.investopedia.com/personal-finance/american-debt-auto-loan-debt/.
3. University of Michigan Transportation Research Institute. More Americans of all ages spurning driver's licenses. Published January 20, 2016. Accessed August 7, 2020. http://www.umtri.umich.edu/what-were-doing/news/more-americans-all-ages-spurning-drivers-licenses.
4. The Medical Futurist. The future of vision and eye care. Published October 26, 2017. Accessed August 7, 2020. https://medicalfuturist.com/future-of-vision-and-eye-care.
5. Shahbandeh M. Contact lenses in the U.S. - statistics & facts. Published July 13, 2018. Accessed June 23, 2019. https://www.statista.com/topics/4570/contact-lenses-in-the-us/.
6. Kestenbaum R. Buying glasses online is becoming the norm—but growth will explode once eye exams go digital. Published April 24, 2018. Accessed June 23, 2019. https://www.forbes.com/sites/richardkestenbaum/2018/04/24/online-eyeglasses-has-explosive-growth-ahead-of-it/#55f5397527c8.
7. Del Rey J. Warby Parker is valued at $1.75 billion after a pre-IPO investment of $75 million. Published March 14, 2018. Accessed August 14, 2019. https://www.vox.com/2018/3/14/17115230/warby-parker-75-million-funding-t-rowe-price-ipo.
8. McCall T. Gartner says pressure is on marketers to think big, execute smart and deliver growth. Gartner. Published May 15, 2018. Accessed August 25, 2020. https://www.gartner.com/en/newsroom/press-releases/2018-05-15-gartner-says-pressure-is-on-marketers-to-think-big-execute-smart-and-deliver-growth.
9. Work S. How loading time affects your bottom line. NeilPatel.com. Accessed August 7, 2020. https://neilpatel.com/blog/loading-time/.
10. Singhal A, Cutts M. Using site speed in web search ranking. Google Webmaster Central Blog. Published April 9, 2010. Accessed August 25, 2020. https://webmasters.googleblog.com/.

# 第 17 章

## 服务推广的未来趋势

John Mickner，Michael Weiss，Robbie W. Grayson Ⅲ，
Joshua Frenkel，Arun C. Gulani，王明旭

在探讨服务推广的未来时，医生往往更关注患者体验和在社交媒体上的口碑宣传。未来的推广将以口碑为中心，只是口碑传播的途径已经从日常闲聊变成网络社交媒体。由于互联网无时无刻不在快速地传输信息，患者能够即刻分享自己的经验。医疗从业者必须意识到，患者会将他们满意和不满意处都发布到网上，因此服务推广的策略必须考虑到这些方面[1]。

撰写本部分的服务推广专家约翰·米克纳（John Mickner）和其他笔者认为，实际情况可能更加复杂。鉴于他们对服务推广和广告的深入了解，这也是意料之中的。与特许经营和大型连锁企业相比，小企业缺乏从竞争中脱颖而出的资源，因此他们更加依赖现有客户的维持和口碑推广。在过去，这些策略足以维持企业的运转甚至是不断扩张，而如今的企业必须增加其他的推广方法才能保持竞争力。如果当地只有一家同类企业，客户维系和口碑推广自然可以实现很好的效果，但如果有其他竞争对手，这些方法则可能效果不佳。随着现在的大型企业不断通过兼并、收购和特许经营等方式进行扩张，各行各业的竞争水平也呈指数级增长。在这种愈发白热化的竞争中，缺乏服务推广计划的小企业将难以持续发展。

对于医疗从业者来讲，以下是应当深入思考的未来趋势：

- 增加患者的期望值：随着在线互动的不断增强，人们更加向往纯线上的

交流模式。随着第三方软件的普及和升级，患者也会期待自己的线上体验持续提升。而这也意味着人们越来越多地通过短信和电子邮件进行交流，而不是面对面地交谈。考虑到美国《健康保险流通与责任法案》（HIPAA）等法规对医患交流的严格规定，这对医疗从业者来说也是个棘手的问题。因为他们不能随便通过视频软件、短信或邮件等方式与患者联络，而是必须使用符合 HIPAA 要求的安全通信 APP 和软件。

- 数据安全和隐私：在未来的服务推广中，患者通信信息泄露将带来巨大的危害，因此数据安全和隐私的重要性正在与日俱增。
- 为决策制订提供更好的数据分析：未来将会出现更好的用户数据收集方法，因此从业人员可以获得更优质的数据，并做出更加明智的推广决策。这也更有利于识别具有特定需求的患者人群并与他们交流。
- 对推广质量的侧重：随着人工智能和搜索引擎的进步，患者体验或者可信度不佳的网站排名将会下降。现有的搜索引擎优化技巧在未来的有效性将减弱。
- 不可预见的技术颠覆：移动设备和平板电脑颠覆了我们通过互联网沟通和交流的方式，而医生也需要因此调整推广策略。如果自动驾驶汽车得到普及，它将会改变人们在开车出行时的行为方式。随着平板电脑、智能手机和计算机的更新迭代，人们对于这些电子产品的预期和使用习惯也会发生改变。未来也会出现新的法规来管理这些方面，因此从业人员必须把这些因素纳入全盘考虑中。

新兴技术和趋势将从以下几方面影响医疗服务推广：

- 核心内容："核心化"的内容展示方式可以让用户轻松选择他们需要的信息，而无须浏览其他不需要的信息。核心内容可以提供更高级、更全面的个人定制化信息，并能更轻易地分析出哪些内容的使用频率更高。下一波个性化浪潮将能根据人口、心理和行为等统计数据以多维度的方式定制消费者的体验。
- 程序化投放：就是数字广告购买流程的自动化，让电脑根据数据决定购买哪些广告和支付多少费用。程序化投放可以让品牌无处不在。近十年来，这种技术不断得到普及，并且从互联网稳步扩张至手机、电视、广播和户外媒体。

- 导购机器人：新一代的导购机器人不仅能即刻回答顾客的简单问题，还可以通过计算机程序自动在网上搜索特定的产品或服务，并进行比价和产品质量测评。然而，这些导购机器人无法应用于基于人类情感的服务推广策略。
- 动态定价：也称为峰时定价、需求定价或即时定价，是企业根据当前市场需求为产品或服务制订的一种灵活定价策略。大多数人在优步这样的公司见过这种定价方式，而现在很多其他的大小企业也都采用这种模式。对于非医疗企业来讲，定价是服务推广战略中一个重要且不断演变的因素。但对医疗服务行业来说，这可能并不需要过多考虑。
- 智能合同：可以完全由代码执行，而不需要实物文件。这种合同允许买卖双方通过智能软件自动谈判，使商家与客户及医患之间的交易更具效率。智能合同将创建全新的虚拟市场，并改变消费者接受眼科服务的方式。
- 共享经济：其已经颠覆了我们对销售和所有权的概念。例如，现在有许多眼科企业会共用一个手术中心，而不是自行运营一个。每个行业都需要关注共享经济的发展方向和影响，以及其将如何改变企业的基本价值主张。
- 拟人化声音技术和物联网：拟人化（即具有人类特征）声音和物联网技术正逐渐扎根于我们的文化中。通过使用人类语言、符号及设备（如虚拟助手和聊天机器人），拟人化技术可以促进 AI 软件或模型与人类之间的自然互动，并培养信任、学习和共鸣能力。医疗服务者在这个领域必须采用审慎的态度，因为过度拟人化并不适用于所有场合。在一些敏感时刻，如给用户提供医疗建议时，过度拟人化的方法可能会让患者感到不适，因此不愿意提供重要的信息。
- 多点归因（MTA）：是一种给市场触控点评分的方法，这些触控点是用户在完成转化前所接触到的所有环节。如果把 MTA 和核心内容结合起来，就可以对市场中每个触控点进行明确的分析。使用 MTA 的推广人员也可以更好地将预算分配到那些对某一特定结果最有效的触控点上。

- 跨设备识别：此技术可以将智能手机、笔记本电脑、平板电脑、智能手表、智能电视或其他设备与特定用户匹配，并追踪消费者如何使用这些设备访问社交网络、公共门户网站和其他网页。通过精准的广告定位、个性化设计和数据测算，这种技术可以为潜在用户和现有用户持续提供效果稳定的内容体验。
- 预测分析：是机器学习技术的一种，可以预测未来的行为和未知的结果。该技术可以应用于客户流动管理、交叉销售、购买倾向、多渠道活动管理、客户生命周期价值预测及改进商业决策等方面。
- AI：通过改善人机对话体验和实时生成个性化内容，AI 可能会在未来十年彻底改变医患互动方式。随着算法的发展及患者与医疗机构网站互动方式的变化，AI 将可以被用于患者的诊断和治疗。
- 客户数据平台：是一种打包软件，可以与其他系统共享并创建统一化的永久客户数据库。医疗机构可以从多个数据源提取、清理和组合数据，并以此创建单独的客户档案。这些结构化的数据随后可用于其他服务推广体系中。有效利用数据平台可以帮助医疗机构提供更具有一致性和针对性的患者体验。

总体来说，未来的市场服务推广将会以技术为导向。传统的推广技巧将逐渐淡出市场，因此从业者应该尽快掌握新技术并跟上时代的发展。随着科技的进步，医患之间的个人互动减少将成为必然趋势。

（孙　鹏　胡一骏　译　胡一骏　校）

## 参 考 文 献

1. Roshni M. Dr. Arun Gulani. *Roshni Magazine*. Published August 16, 2009. Accessed August 26, 2020. https://roshnimagazine. wordpress.com/2009/08/16/dr-arun-gulani/.